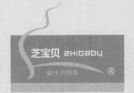

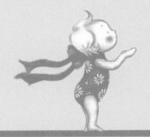

完美备孕90天

怀上最棒的宝宝

徐文◎编著

U0278419

中国人口出版社
China Population Publishing House
全国百佳出版单位

图书在版编目（CIP）数据

完美备孕90天：怀上最棒的宝宝 / 徐文编著. ––
北京：中国人口出版社, 2014.1
　ISBN 978–7–5101–2174–6

　Ⅰ.①完… Ⅱ.①徐… Ⅲ.①优生优育 – 基本知识
Ⅳ.①R169.1

中国版本图书馆CIP数据核字(2013)第294943号

完美备孕90天：怀上最棒的宝宝

徐　文　编著

出 版 发 行	中国人口出版社
印　　　刷	北京盛兰兄弟印刷装订有限公司
开　　　本	787毫米×1092毫米　　1 / 16
印　　　张	10
字　　　数	120千字
版　　　次	2014年3月第1版
印　　　次	2014年3月第1次印刷
书　　　号	ISBN　978–7–5101–2174–6
定　　　价	26. 80元

社　　　长	陶庆军
网　　　址	www. rkcbs. net
电 子 信 箱	rkcbs@126. com
总编室电话	(010)83519392
发行部电话	(010)83514662
传　　　真	(010)83519401
地　　　址	北京市西城区广安门南街80号中加大厦
邮　　　编	100054

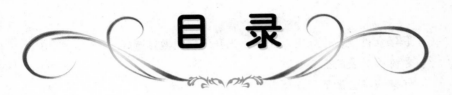

目 录

第三章 怀孕计划和环境准备缺一不可

第四章 抓住最佳受孕时机，怀上健康宝宝

第五章 营养准备也很重要哦

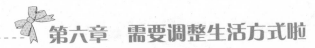

第六章 需要调整生活方式啦

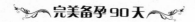
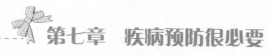

第七章　疾病预防很必要

第八章　一些不宜怀孕或慎重怀孕的情况

第九章　不可不知的胎教知识

第十章　恭喜你怀孕了

感谢汤若炜、刘长坤夫妇为本书提供封面照片。

第一章

关于怀孕，需要了解的问题

　　对于未准爸爸、未准妈妈来说，孕育一个聪明、健康的宝宝是他们最大的心愿。孕育对生命来说是件奇妙的事情，每个女性怀孕、分娩的经历都是独一无二的，因此夫妻俩在准备孕育下一代之前多了解一些与怀孕相关的知识是很有必要的。

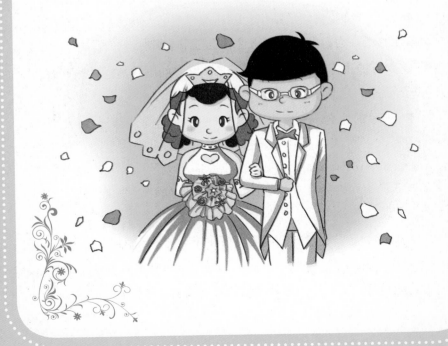

优生优育

优生，简单地说就是生优，即采取一系列措施保证诞生的下一代在身体素质和智力发育等方面是优秀的。优生问题可分为两个方面：一方面要尽量减少以至消除有严重遗传疾病和先天性疾病的个体出生；另一方面是尽量促进体力和智力上优秀的个体出生。前者是劣质的消除，后者是优质的扩展，优生学研究的正是这方面的内容。

因此，要做到优生，首先要选择最有利的时机来怀孕，也就是说要有计划地怀孕，在孕前了解一些怀孕的知识有助于优生优育。

受孕的必备条件是什么

生一个健康可爱的宝宝是很多新婚夫妇的愿望，那么具备什么样的条件才能孕育出一个健康的胎儿呢？

● 男方能产生健康的精子，并通过性交射入女方阴道。精子必须具备足够的活力，在到达输卵管后能与卵子相遇。

● 女方能排出健康、成熟的卵子。卵子能顺利地进入输卵管，并与精子遇合。

● 适时的性交。一般而言，精子的存活时间是 24 ～ 72 小时，卵子的存活时间是 24 ～ 48 小时，而受精能力最强的时间是在排卵后 15 ～ 18 小时内。研究证明，在排卵期当天及前 5 天，此时性交受孕概率最高。排卵之前过早性交或是排卵后过迟性交，精子和卵子遇合的概率都会降低，不利于受孕。

● 输卵管管腔要通畅，以便受精卵能顺利进入宫腔。

● 宫腔环境适合受精卵着床。如果子宫有器质性病变，或子宫内膜功能异常，都有可能导致受精卵不能正常生长发育。

什么是正常的月经

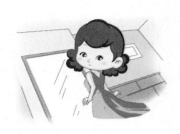

女性身体发育成熟以后，每个月都会有卵细胞排出。如果卵细胞受精，子宫内膜就会在雌激素的作用下不断发育，为胎儿提供营养；如果卵细胞没有受精，雌激素的分泌就会减少，子宫内膜得不到足够的营养，就会坏死、脱落。脱落的子宫内膜随着血液一起排出体外，就称为月经。

月经可以说是女性健康的晴雨表，任何微小的变化都可能预示着女性的身体出现了问题。那么如何判断自己的月经是否正常呢？正常的月经一般有以下几个特点：

❤ 月经周期

女性的月经周期一般为 28 ～ 30 天。由于受其他因素影响，偶尔提前或错后 3 ～ 5 天，也属正常现象。如果这次的月期周期是 28 天，下次是 40 天，并且经常出现这样的症状。或者月经来了 1 ～ 2 天，过了半个月又来 1 ～ 2 天，这就属于月经不调了。少女初潮后，由于卵巢功能尚不完善，出现月经紊乱和不规律是正常的。如果是成年女性，还经常出现月经周期不规律，就属于病理现象了。

❤ 行经期

女子的行经期是 3 ～ 7 天，第一天经血一般不多，第二天、第三天开始增多，以后逐渐减少，直至干净为止。有的人经血结束后，过一两天又来了一点，俗称"经血回头"，这不是病，属于正常的生理现象。但如果经血淋漓不尽，长达 10 ～ 20 天，或者经期很短，一两天就结束了，这两种情况都是不正常的。

💙 经血量

经期正常的出血量一般为 20 ～ 80 毫升，超过 80 毫升属于月经过多，低于 20 毫升则属于月经过少。以卫生巾的用量来估算，如果每次月经来潮，卫生巾的使用量不超过两包（每包以 10 片计），则属正常。如果每次用 3 包都不够，就属月经过多；如果连一包都用不完的话，则属月经过少。不管是月经过多还是过少都是不正常的，应及时治疗。

💙 经血颜色

正常的经血是暗红色的，里面混有脱落的子宫内膜碎片、宫颈黏液、阴道上皮细胞，无血块。如果经血稀薄，颜色淡红，或者呈现紫黑色，里面夹杂有大量血块的话，则属于不正常。

是什么影响了月经初潮的早晚

💙 营养

相关调查证明，如果青少年时期营养不良，发育缓慢，身体瘦弱，月经初潮的年龄就会比较晚；相反，那些营养良好，身体发育正常的女孩月经初潮的年龄相对来说要早一些。

💙 某些慢性疾病

很多慢性疾病，如慢性肝炎、厌食症、支气管哮喘等都会导致月经初潮的推迟，而脑瘫、耳聋、癫痫等症则有可能导致月经初潮的提前。

💙 家族遗传、地理环境、社会环境

家族遗传、地理环境、社会环境等也会影响到月经初潮的时间。比如，母亲的月经初潮较晚，女儿的月经初潮也有可能比同龄孩子晚一些；居住在海拔较高地方的女孩，相对于居住在低海拔地区的女孩来说，月经初潮时间也会晚一些。

芝宝贝呵护 月经初潮过早或过晚都应早治疗

有些女孩八九岁就来月经了，也有些女孩18~19岁了还不见月经初潮，这两种情况都属于不正常现象，应引起重视。

如果女孩不到10岁就来月经，要注意与其他不正常的阴道出血加以区分；如果过了十八九岁还不来月经，并且有乳房发育过小，身材矮小等症状，则要从与月经有关的各个环节检查和分析原因。不管是过早还是过晚都是不正常的，需要去医院进行检查。

警惕！月经不调可能影响怀孕

月经不调是一种常见的妇科疾病，表现为月经周期或出血量的异常，以及经前或经期的腹痛及全身症状。月经提前或延迟、月经量过多或过少、闭经、崩漏等都属于月经不调的范畴。

那么，月经不调会不会影响到怀孕呢？这要根据具体情况进行分析。

一般来讲，只要有月经就表明卵巢能够正常排卵，就有可能怀孕。月经规律的话，排卵也就相对有规律，在排卵期内进行性交就更容易受孕。反之，月经周期不规律，排卵时间也就不固定，受孕的难度相对就会大些，但仍有怀孕的可能。生活中很多月经不调的人照样可以生宝宝，原因就在于此。但如果出现绝经、闭经等现象，那就另当别论了，因为这时卵巢无法排卵了，自然也就不能怀孕了。

还有一种情况，很多月经不调可能是由于某些妇科疾病引起的，比如，妇科炎症、妇科肿瘤等，虽然此时卵巢仍然能够排卵，但与精子的结合却会受到阻碍，从而使受孕率大大降低，甚至不孕。所以，月经不调虽然不会完全导致不孕，但是对于这种疾病切不可掉以轻心，应及时进行治疗。因此，月经不调应及早治，等到婚后不孕时再去治疗就为时已晚。

注意！子宫位置不正会影响怀孕

子宫位置是否正常也会影响到怀孕。正常人的子宫像一个倒悬在骨盆中央向前倾斜的"梨子"，子宫颈是向下向后倾斜的。性生活时，女方常取仰卧位，这样精液就会积聚在阴道后穹隆处，形成一个精液池，从而使精子更容易向子宫腔内游动，也更利于受孕。

如果子宫位置呈后位或后屈位时，子宫颈会呈上翘状态，这样性交后宫颈口就不容易浸泡在精液池中，从而影响受孕。但如果男方精液较多，女方性交后没有立刻起床，此时仍可使宫颈浸泡在精液池中，从而使女方受孕。如果性交后女方立即起身，这样精液就会外溢出阴道，女方受孕的概率就会大大降低。

此外，不正常的子宫位置还会牵扯卵巢，导致卵巢内分泌和排卵功能障碍。子宫位置不正还有可能导致宫颈内口狭窄，从而使精子无法顺利进入子宫，进而引起不孕。

精子质量不高危害大

精子质量的好坏，是一个男人能否正常生育的根本因素。如果精子的质量不够好，生育能力必然也会受到影响。男性的生殖细胞，从生精细胞发育为成熟精子的各个阶段都极为脆弱。有些有毒物质会作用于男性生殖系统，从而直接侵害生殖细胞。它们或杀死尚未成熟的精子，或使得精子残缺不全，破坏其遗传基因。

当受损的精子勉强与卵子结合后，胎儿的发育也会出现障碍，发生流产和死亡的概率也会增加。即使胎儿存活，其健康状况也会大大受损。男性大量接触有毒有害物质，子女患上神经系统畸形、先天性心脏病、消化系统畸形、白血病、脑瘤等疾病的概率也会大大增加。

影响精子质量的因素有哪些

♥ 肥胖

众所周知，精子对温度的要求是很苛刻的，必须在低于体温的条件下才能正常发育。如果温度过高，精子的活力就会下降。男性身体过度肥胖，也会导致腹股沟处的温度升高，从而不利于精子的发育。

♥ 不科学的生活方式

蒸桑拿、穿紧身裤、将笔记本电脑放在腿上等，这些看似平常的小事会导致阴囊温度升高，从而对精子造成不利影响。

运动有助于提高精子的活力，但像马拉松、长距离骑车等过于剧烈的运动反而会对精子造成不利的影响。

♥ 化妆品

有些化妆品中可能会含有邻苯二甲酸酯(即塑化剂)和雌性激素。这些物质会干扰内分泌，从而使男子的精液质量下降，精子数量减少。

♥ 对精子有毒害作用的某些化学制剂

如苯、甲苯、甲醛、油漆涂料、二硫化碳、一氧化碳、二溴氯丙烷、杀虫剂、除草剂等；某些金属，如铅；某些麻醉药品、化疗药品；放射性物质等。

♥ 烟酒

吸烟对精子的损害非常大，香烟能破坏吸烟者身体细胞中的染色体（遗传物质载体）。香烟中的尼古丁可以降低性激素的分泌，可导致精子活动能力下降、精子畸形、死精等。

国外相关研究表明，与非吸烟者相比，吸烟的男性精液质量的各主要指标都显著降低，精子的畸形率也明显提高。酒精也会对睾丸的生精细胞造成损害，致使精液质量大大下降。

芝宝贝呵护 **夫妻都要远离烟酒**

如果夫妻双方已计划好要宝宝，怀孕前戒烟势在必行。吸烟与不育症有极大的关系，尤其对男性不育方面的影响更大，因为精子比卵子更容易受损害。

酒精是必须禁忌的，酒精代谢物一般在戒酒后2～3天消失。男性的精液生成周期为80～90天，也就是说每3个月左右生成一批新的精子。为了保证精液质量不受烟酒的干扰，至少应该在准备怀孕前3个月戒掉烟酒。

对于女性来说，在性激素作用下；一般每月只有一个原始卵泡成熟，成熟卵泡的产生会受到来自烟酒刺激，所以建议女性同时戒烟戒酒。

男性要呵护"种子"的质量

精子就像一粒"种子"，"种子"的质量高才有可能生出聪明、健康的宝宝。男性从准备怀孕起，就要小心呵护精子，以保证在与妻子同房时提供最优秀的"种子"。

❤ 不要久骑自行车

自行车一直是现代人喜欢的代步工具，但经常骑自行车也会影响到男性的生育能力。因为骑车时睾丸、前列腺等会因紧贴坐垫而产生摩擦、挤压，导致局部温度升高，从而影响到精液的正常形成。再者，骑车过程中的颠簸还有可能使阴囊受损，阻碍精子的形成。所以，为了未来宝宝的健康，未准爸爸不要久骑自行车了。

❤ 不洗桑拿

精子对于温度的要求比较严苛，一般要低于体温1℃～2℃，而洗桑拿时温度远超过这个标准。高温会降低精子的数量和成活率。不仅是桑拿，洗热水浴时温度也不宜过高，而且最好选择淋浴而不是泡浴。

 不穿紧身衣裤

不穿紧身裤的道理跟不洗桑拿是一样的，建议未准爸爸为了提高精子质量尽量不穿紧身裤。

什么是不孕症

凡是处在生育年龄的，配偶生殖功能正常，婚后一直同居且性生活正常，没有采取避孕措施，经过一年仍没有怀孕者，称为原发性不孕症。若曾有过孕育，又同居一年以上，未避孕而不再怀孕者，称为继发性不孕症。一般讲，年轻夫妻结婚一年，如不采用避孕方法约有 85%～90% 的夫妻可怀孕，但仍有 10%～15% 的夫妻不孕。现在，不孕症的发病率有递增的趋势。

哪些原因导致女性不孕

生殖系统异常

● 阴道。处女膜闭锁、阴道闭锁或缺如、阴道中隔、阴道肿瘤等都可引起性交障碍而导致不孕。

● 宫颈。子宫颈狭窄、炎症、肿瘤、外伤、粘连等，均可影响精子通过；宫颈若有糜烂，其分泌物也有杀伤精子的作用；若宫颈黏液分泌异常，或存在抗精子抗体，则不利于精子穿透宫颈管。以上因素均可影响受孕。

● 子宫。子宫因素引起的不孕症发病率比较高。主要是子宫发育不良、子宫内膜炎症、子宫肌瘤等；其次则是子宫畸形、粘连性子宫后倾、宫腔粘连及子宫内膜异位症等。存在以上因素可导致受精卵不能着床。

● 输卵管。输卵管因素造成的不孕，以输卵管炎症引起的管腔堵塞最多。输卵管过长或狭窄等因素也影响精子、卵子或受精卵的运行。

● 卵巢。卵巢内滤泡发育不良，不能排卵形成黄体、卵巢早衰、多囊卵巢、卵巢肿瘤等，均严重影响卵泡发育及卵子排出。

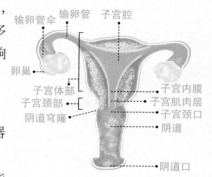

内分泌系统异常

下丘脑—垂体—卵巢轴系的器质性或功能性异常，引起月经不调，导致闭经，无排卵月经或黄体功能失调造成不孕；因卵子未能正常发育，或卵巢未能排卵，或未能使子宫内膜有足够的分泌期改变，以致影响受精卵的着床而造成不孕。另外，甲状腺与肾上腺皮质功能的亢进或低下都会影响卵巢功能而阻碍排卵。

免疫因素

免疫因素可以造成不孕是近些年才提出来的。因为患者的血液或体液中存在抗精子抗体，这种抗体是精子的敌对物质，一旦女方体内接触精液后，就立即将精子杀灭，从而导致不孕。

大龄婚育

一些大龄女性随着年龄的增大，卵细胞会逐渐老化而质量下降，从而降低怀孕的可能，严重的会导致不孕。

人工流产

人工流产的刮宫会损伤子宫内膜基底层，引起内膜损伤和宫腔粘连，影响受精卵着床而引起不孕。

性病

在患性病的女性中，有17%的人第一次受到性病病原体的感染就会发生盆腔炎症，引起不孕；50%以上多次患性病后会出现不孕。

♥ 心理因素

包括焦虑、恐惧、悲观、紧张、抑郁等都可导致不孕，这其中的发生原因也与性知识贫乏有关。

芝宝贝呵护 导致女性不孕的其他因素

代谢性疾病、慢性消耗性疾病、营养不良等全身性因素；情绪不良、植物神经功能失调等神经精神性因素也可造成不孕。另外，不良的生活习惯、饮食习惯等也会导致女性不孕。

哪些原因导致男性不育

♥ 生殖器官异常

患有睾丸炎、前列腺炎、尿道炎等炎症的患者，性腺的正常分泌会受到影响，精子的质量、数量都会有所下降。炎症较重的话，还有可能导致输精管道、附睾狭窄，甚至梗阻，致使精子不能顺利通过，从而导致不育。

先天性精小管发育不良、混合型性腺发育不全等，都会导致精原细胞不能正常生长和成熟，从而导致不育。

精索精脉曲张，会使睾丸的血流回流不畅，有害物质不能代谢，再加上温度升高，致使睾丸生精障碍，从而导致少精、死精，并有可能引起不育。

♥ 免疫反应

如果患者有前列腺炎、尿道炎、睾丸炎等炎症的话，有可能使体内发生免疫反应，从而产生抗精子抗体。这种物质可以导致少精或无精，从而引起不育。

💗 性功能障碍

早泄、阳痿、阴茎发育异常等引起的性功能障碍，也有可能导致不育。

💗 内分泌系统异常

下丘脑、垂体功能异常及甲状腺功能减退，可导致促性腺激素分泌异常，影响睾丸功能从而导致不育。

💗 性病

性病中与生育有关的疾病主要是淋菌性尿道炎，它可造成睾丸炎、精囊腺炎、前列腺炎、输精管炎、附睾炎等，使生精功能和精液质量发生变化，影响生育。

💗 不良的生活习惯

吸烟、酗酒等都会导致精子活力降低，数量减少。

💗 药物及化学制剂

前文提到过的一些药物或化学制剂也会对男性生殖功能产生不良影响，从而导致不育。

除去以上这些因素可能会导致不育外，重度营养不良、某些全身性疾病、高温作业等原因也会导致男性不育。

有些不孕因素是可以避免的

导致不孕的因素很多，除了一些先天性的因素外，一些后天因素是可以避免的。

💗 避免婚前无保护性性行为

很多青年男女会有婚前无保护性性行为，意外怀孕后又选择流产，这样很容易使盆腔受到感染，为不孕埋下隐患。

控制好体重

女性身体过度肥胖或消瘦，都有可能对排卵造成不利影响。所以只有维持适当的体重，才能减少排卵不良的机会。

减少子宫内膜异位症的发生

经期性生活或经期进行妇科手术，都有导致子宫内膜异位的可能，所以女性在经期一定要避免这些不当行为。

避免精神紧张

精神紧张可导致内分泌失调，保持乐观的情绪是怀孕的基本条件。

如果不能生育怎么办

"不能生育"不是单一的疾病，而是由多种疾病引起的共同临床表现，男女双方都可能有原因。因此，治疗不孕不育首先要找出病因，只有明确诊断不孕不育症病因，才能对症治疗。

如果暂时没有怀孕也不要着急，要抱着理智的态度，夫妻双方都要到正规医院进行检查，搞清楚是男方原因还是女方原因，并对症施治，这才是正确的解决办法。千万不能病急乱投医，轻信那些江湖游医的所谓秘方、偏方，绝大多数情况下这些偏方不但不能改善病症，反而会贻误最佳治疗时机。如果最后确诊不能自然生育也不要着急，可以考虑采取其他方法。

人工受孕和试管婴儿都是可以考虑的方法。人工受孕也叫人工授精，是体内受精，是将男性精液用人工方法注入女性子宫颈或宫腔内，以协助受孕的方法。而把卵子和精子都拿到体外，让它们在体外人工控制的环境中完成受精过程，然后把早期胚胎移植到女性的子宫中，在子宫中孕育成为孩子，利用体外授精技术产生的婴儿称为试管婴儿。

神奇的受孕过程

夫妻性生活过程中，丈夫射精时会将精液射到宫颈口附近，这时数千万甚至上亿个精子就会拼命地往子宫里游。游得最快的精子会与卵子相遇，并完成受精。一个精子一旦攻入卵细胞内，卵细胞的表面便会发生变化，以防御其他精子的进入。

受精的卵子借助输卵管上皮细胞纤毛的摆动和肌层的收缩进入到子宫，同时分泌出一种分解蛋白质的酶，侵蚀子宫内膜并埋入功能层中，子宫内膜缺口迅速被修复，这个过程称为受精卵植入或着床。受精卵埋入子宫内膜后，就像种子埋入土地一样，里面丰厚的营养使受精卵不断地生长、发育，成为胎儿，一个小生命就这样诞生了！

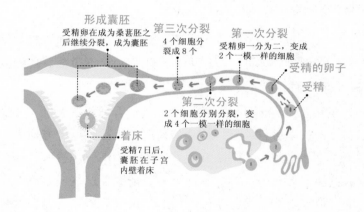

形成囊胚
受精卵在成为桑葚胚之后继续分裂，成为囊胚

第三次分裂
4 个细胞分裂成 8 个

第一次分裂
受精卵一分为二，变成 2 个一模一样的细胞

受精的卵子

受精

第二次分裂
2 个细胞分别分裂，变成 4 个一模一样的细胞

着床
受精 7 日后，囊胚在子宫内壁着床

第二章

怀孕，做好心理准备了吗

　　生育孩子是人生中的一件大喜事，孩子的降临会给每个家庭带来很多快乐，同时随之而来的也会有很多烦恼，甚至有些意想不到的事情。对于这些烦恼和"突发事件"，未准爸爸与未准妈妈是否做好了充足的心理准备？对即将面临的大部分问题是否已经达成了一致？认真讨论过存在的分歧吗？从心理上已经做好迎接宝宝的准备了？

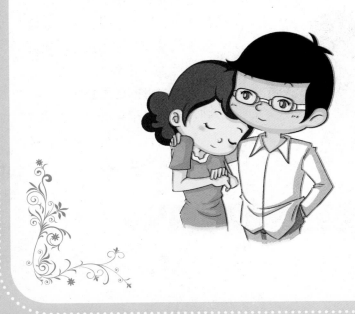

孕育宝宝意味着更多的责任与快乐

上至国家元首，下至平民百姓，人们对于妈妈都报以深情，即使是耄耋之年的老者在说到自己的妈妈时，也会不自觉地流露出孩童的稚气。因为每个妈妈在孕育宝宝的时候都十分辛苦，待宝宝慢慢长大后妈妈付出的心血会更多。

做爸爸虽然不像做妈妈那样辛苦，会有一个怀孕、分娩的过程，但爸爸在孕育以及养育儿女方面起着举足轻重的作用。从未准妈妈怀孕的那一刻起，作为男性就要进入爸爸的角色，在家里所做的一切都要考虑未准妈妈和宝宝的平安和健康，这不仅需要男性付出体力，还要付出爱心，营造出一个健康愉悦的环境，未准妈妈心情好、身体好，宝宝才会好。

做父母是人生的一大乐趣。孩子的出生不仅会给家庭带来欢乐和希望，还会带来无法替代的欣喜及乐趣。有了孩子生活才会更丰富，激发出无限的智慧，孩子也会焕发出父母的爱心，产生对生活的动力，哪怕是遇到挫折也会坚韧不拔，鼓起百倍的勇气。随着孩子的逐渐长大，做父母的更能感受和体会到自己的作用和价值，能感受到孩子是自己的精神寄托，是快乐生活的源泉。

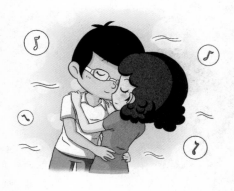

夫妻双方都要做好孕前心理准备

在夫妻两人准备孕育小生命之前，一定要有足够的心理准备。

怀孕和当爸爸、妈妈并不是件轻松的事情。许多女性在怀孕期间会感到忧郁，也有很多女性在产后会很心烦、沮丧，甚至得上忧郁症。未准爸爸和未准妈妈要提前了解这方面的相关知识，做好心理准备，最好在孕前就调整好自己的心理状态。

孕前情绪不稳定是优生的大敌

科学研究证实，良好的情感和心态能够释放出有益身心的激素，使身体达到最佳状态；夫妻在思维、语言、行为、感情等方面都达到高度协调一致的时间受孕，出生的宝宝就更易集中双亲的身体、容貌、智慧等方面的优点。

另外，夫妻双方应注意调节人体生物节律。生活中人们常常会有这样的体验，一个月中总有几天开心和不开心的日子，这种现象对于女性来说更是明显，其实这是人体生物节律在起作用。据国内外一些科学家的研究证明，人的情绪、智力、体力在每月都有高潮和低潮。在高潮期，人表现出情绪盎然、谈笑风生、体力充沛、智力很高；相反在低潮期就容易出现暴怒、悲伤、烦躁、迟钝、精力和体力都不济的现象。如果掌握了人体生物节律规律，夫妻就选择双方都处于高潮期怀孕，这样生出一个健康聪明的宝宝的概率就会大一些。

夫妻应该对怀孕相关的问题达成共识

在怀孕之前，夫妻应该对为人父母所要面临的许多问题达成共识，并且认真讨论存在的分歧，这样有助于双方从心理上做好迎接宝宝到来的准备。怀孕前，未准爸爸和未准妈妈需要考虑好下面的问题：

● 为什么想要孩子？是因为自己本身就喜欢孩子，还是因为来自外界的压力让自己觉得有必要要一个孩子了？

● 准备好做父母了吗？

● 孩子的到来势必会破坏原本的二人世界，夫妻的感情会受到影响吗？能接受这一现实吗？

● 会不会在意孩子的性别？是不是不管男孩、女孩都会用心去爱他（她）？

● 孩子的到来会不会影响学业或职业规划？

● 当孩子生病或者有特殊需要时，是否愿意陪伴他（她）、照顾他（她）？

● 真的喜欢跟孩子相处吗？

● 自己的童年是怎么过的？喜欢自己的童年吗？希望自己的孩子怎样度过童年？

如果上面的问题都有了理想的答案，那么 OK，开开心心地准备做父母吧！

有了宝宝谁来带

在怀孕前夫妻就要想好了，有了宝宝之后由谁负责带宝宝，是辞掉工作在家做全职妈妈，还是把长辈接来由老人负责带孩子，或者是请保姆来带。几种办法都各有利弊，很多夫妻都会纠结一番该如何处理宝宝谁来带的问题。

张红和李林即将为人父母，对于孩子以后谁来带的问题两人经常争论不休，张红很想以后自己带孩子，那样孩子会跟自己比较亲，而李林则想让他母亲来照顾自己未来的孩子。其实不管哪种办法都各有利弊。

● 自己带孩子：好处是爸爸、妈妈更了解自己孩子的性格和爱好，也可以更好地跟孩子沟通，拉近彼此距离，也就是张红所说的孩子日后跟自己会比较亲；另外，爸爸、妈妈的文化水平一般都比上一辈的老人要高一些，在培养和教育孩子方面要比老人的管教方法更科学一些。弊端是爸爸、妈妈一般都处在事业的爬坡期，一边照顾孩子一边工作可能会身心疲惫。

● 老人带孩子：好处是可以帮助子女减轻负担，老人照顾孩子的时间也很充裕。弊端是老人的思想观念相对比较守旧，不太容易接受新事物，所以在培养和教育孩子方面往往用经验代替科学；另外，老人对孩子的"隔辈亲"会溺爱、惯坏孩子。

● 保姆带孩子：好处是减轻了自己和老人的负担，如果孩子生病了也会有个帮手。弊端是保姆在照顾孩子方面，可能不会像自己或老人照顾得那么细心周到。

职场女性要在"先生"还是"先升"之间做好选择

女性的最佳生育年龄往往和职业生涯的关键期相冲突，生育必然会影响目前的工作，在巨大的生活压力下，生不生孩子已经成了职场女性生活和事业冲突的焦点，一旦怀孕工作该怎么办？

很多职场女性在能生的时候不想生，想生的时候又不能生了，对此职业顾问给出了建议，选择最佳生育时机是很关键的，在工作三五年后，当事业进入一个相对平稳期时，职场女性就应该开始考虑生育的问题了。

小梅工作多年，之前一直为了事业没有考虑过要孩子，可是随着时间的推移自己即将错过最佳生育年龄，这让她很苦恼，既想在事业上打拼一番又想体会做妈妈的感觉。近期她做了很多思想斗争，到底该不该生，如果生了工作该怎么办。经过深思熟虑后小梅决定还是生，她觉得只有当完成这一人生大事后，再继续向下一个发展阶段前进才会让自己更心无旁骛。如果没有坚定的信念做"丁克"一族，那么职场女性生孩子是迟早的事。

其实，很多职场女性对生育的顾虑多数是对生育后工作的担忧。职场女性生育前要找准自己的职业定位，有明确的规划，知道自己的职业生涯应该怎么发展，即使因为生育问题将职业道路中途打断，复出职场后也可以很快地恢复到最好的状态，继续朝着自己的方向稳步迈进。

职场女性休产假期间可以借机给自己充电，也要多和同事保持联络，随时了解单位的近况，这样才能重新投入到工作环境中，不会在重新上班时感到生疏。同时，职场女性在复出工作时要保持一种平和的心态，宽容对待岗位的变化。放下架子，把自己当做新人，这更有利于学习。

剔除不必要的担心心理

很多育龄女性对怀孕抱有担心心理，一是怕怀孕后影响自己健美的体形；二是难以忍受分娩时产生的疼痛。

其实，这些担心都是没有必要的。毫无疑问，怀孕后一些生理上的变化确实会对体形有影响，但只要坚持锻炼，产后很快就会恢复。事实证明，凡是在孕期坚持做孕妇体操，产后认真进行健美锻炼的年轻女性，身体的素质和体形都很快恢复了原状。另外，分娩时所产生的疼痛也只是短暂的，只要按照医生的要求去做，跟医生密切配合，就能减轻痛苦，平安分娩。

孩子是夫妻爱情的结晶，是双方共同的生命的延续，为了真挚的爱，妻子只要有强烈的责任感和坚定的信念，就一定能克服所有的困难和挫折，迎接小宝宝的诞生。

> **芝宝贝呵护** 孕前须调整心理情绪
>
> 如果想生孩子，还真要控制自己的情绪。国外的一项研究显示：那些忧虑医疗条件不好、生孩子费用太高的女性，与那些很少有烦恼的女性相比，怀孕的成功率大大降低。而且，妈妈的性格会通过生活方式、待人接物的方式影响子女。所以，做个好妈妈要有仁爱之心，宽以待人。

孕前应学会调节工作压力

在竞争越来越激烈的今天，压力也越来越大，职场压力更是会引起上班族心理和生理等多方面的问题。对于准备怀孕的人来说缓解压力更是刻不容缓。因为只有人体处于良好的精神状态时，精力、体力、智力、性功能都处于高峰期，精子和卵子的质量才会高。此时受精，未来的胎儿素质也好，从而有利于优生。

如果工作压力过大，夫妻双方在心理上就会排斥性生活，久而久之使得夫妻生活不和谐。此外，高压力下的工作也会让女性精神紧张、内分泌失调、月经不调等，从而影响受孕的可能性。

杨梅是一家上市公司的职员，平时工作非常繁忙，工作压力自然也很大。经常加班到深夜的她常常拖着疲惫的身体回家后一头倒在床上，杨梅的老公看着她每天这么累，劝过好几次让她辞职算了。可是杨梅觉得这么好的工作和职位实在不舍得辞职，所以也只能在激烈的竞争环境中不断充实自己了。

繁忙的杨梅都没有意识到自己结婚两年多，一直没有采取避孕措施，可为什么迟迟没有怀孕。在一个周末，杨梅终于意识到是不是自己的身体出了状况，应该去医院检查一下了。检查后杨梅才知道原来自己因为工作压力过大而导致了严重的内分泌失调，加上平时精神紧张，身体长期处于疲劳状态中，大大影响了受孕的可能性。

所以，备孕时，夫妻双方一定要放松，减轻心理压力，合理安排工作和生活，培养多种积极健康的兴趣和爱好，消除不健康的情绪，学会调节工作压力，保持良好心态，这样才能孕育出聪明、健康的宝宝。

心理障碍可能导致不孕

小雅和大军从结婚开始就急切盼望着怀上宝宝，可是积极努力了一年却音信皆无，去医院检查被告知是患了功能性不孕症。

不孕症的病因是复杂的，既可能有器质性病变，也可能是功能性障碍，更有心理方面的原因。在相当一部分患者中，所重视的是器质性病变，轻视的是功能性疾病，忽略的是心理性障碍。

心理障碍同样可以导致不孕，同样也是疾病。女性长期不孕，特别是经多方治疗没有效果，常常导致人际关系敏感、焦虑、抑郁、偏执，随着婚龄延长、年龄增大，心理压力会更加沉重。

除此之外，情绪紧张也会影响受孕。一些研究证明，女性精神过度紧张往往会导致内分泌功能紊乱、排卵障碍或不排卵，形成"越想怀孕越难怀孕"的状况，尤其是职业女性，在长期的工作压力下，大脑皮层会抑制下丘脑以及垂体的功能，甚至抑制卵巢的功能，使卵巢不排卵，最终让有些女性无法顺利怀孕。

许多不孕不育的夫妻，越想怀孕就越怀不上孩子，等彻底放弃了（比如，领养了一个孩子），精神一放松，结果又成功怀孕了。一些由于心理障碍而不孕的女性，

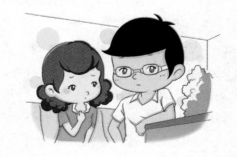

主要还是要靠心理治疗。心理治疗的方式是多方面的，既要靠医生，也要靠家人和女性自己。同时，女性自身也应当提高"免疫力"，在心理上保持健康，减少疑虑、紧张。减少或减轻患病女性的心理障碍，不仅可以提高自然受孕率，还可以提高生活质量。在治疗过程中，丈夫的作用是不可忽视的。丈夫的理解、尊重、关心、体贴、开导、鼓励和帮助对妻子来说无疑是一剂良药。平时尽量不要谈论不孕之类的话题，家人更不要埋怨、斥责或挖苦。

男性情绪不良会影响精子质量，导致妻子不易受孕

很多人知道孕前妻子的不良情绪会影响受孕，殊不知丈夫的不良情绪也会影响精子质量，从而导致妻子不易受孕。妻子的不良情绪会影响女性的内分泌，丈夫的不良情绪对男性精子的成熟和活力也有很大影响。

丈夫的惊恐、焦躁、愤怒、悲哀等不良情绪，如果持续时间较久且反复就会干扰正常自主神经和内分泌功能，使睾丸生精功能发生紊乱，精液中的分泌液，如前列腺液、精囊腺液、尿道球腺液等成分也受到影响，极不利于精子存活，从而大大降低了成功受孕的概率。严重者因情绪因素可造成早泄、勃起功能障碍，甚至不射精。

夫妻感情不和会影响下一代的健康

夫妻感情融洽是家庭幸福的一个重要条件，也是备孕的关键，更是优生的重要因素。夫妻之间不可能没有矛盾，一些吵嘴、冷战时有发生，不过在孕前夫妻两人都应该适当调整自己的情绪和态度，要有意识地经营好夫妻感情，这样做也是对将来的宝宝负责。

如果夫妻不和睦，彼此间经常争吵，长期的精神不愉快，过度的忧伤抑郁，会导致女性大脑皮层的高级神经中枢活动障碍，引起

内分泌、代谢过程等发生紊乱，倘若在这种情况下受孕，可能影响受精卵的生长发育。

在孕前夫妻之间要多多沟通，有些小问题应该及时向对方倾诉，寻求解决。只有家庭美满幸福、夫妻感情融洽，才可能怀上健康的宝宝。

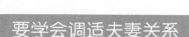

要学会调适夫妻关系

如果夫妻双方决定了要孩子就应该好好沟通，多为对方着想，要考虑自己目前的生活状况、双方的身体健康情况等。尤其是丈夫要更加体贴妻子、照顾妻子。为妻子创造一个愉快舒适的环境，用平和愉快的心态去迎接怀孕。

如果怀孕势必影响性生活，虽然在怀孕初期、中期不妨碍过性生活，但还是应适当减少次数与强烈程度；在怀孕后期，准妈妈外阴、阴道柔软充血易受伤，准爸爸动作应轻柔些；在预产期前1个月，子宫对外界的刺激较敏感，易导致早产、羊水早破和感染，此时应停止性生活。这些都是要考虑和计划的，特别是丈夫心理上更要有所准备。

另外，要善于安排适宜的生活节律，以消除某种容易导致心理失调的因素。可以有意识地进行一些怀孕前的情感投资，比如，安排一些带有纪念意义的活动，或者在准备怀孕的时候合影留念等。

总之，和谐的孕前心理对健康孕育很重要，一定要做好这些方面的准备。生孩子的态度应该建立在稳固的家庭婚姻关系基础上，夫妻双方都愿意有一个小宝宝，并愿意肩负起做父母的责任，这是最基础的，也只有这样才可能以欢乐、期待的态度迎接新生命的到来，并奋力创造必要的条件和融洽的家庭氛围。

未准爸爸要帮助未准妈妈拥有良好的心情

❤ 多陪未准妈妈散步

散步的场所要选择噪声小、尘土少，最好是有树的地方，这样有利于未准妈妈呼吸清新空气。陪未准妈妈散步的时间可以固定在晚饭后、睡觉前这段时间，避开车辆高峰期，因为污浊的空气对未准妈妈的身体会产生不良影响。

❤ 带未准妈妈外出就餐

未准爸爸可以带未准妈妈出去吃饭，但外出就餐时要注意选择有卫生保障的餐馆，点菜的时候可以提醒服务员菜里不要放太多盐。

❤ 帮助未准妈妈按摩

按摩不一定非得有什么专业手法，一开始可能笨手笨脚，不知道该如何做，试过几次，就会找到未准妈妈喜欢的方式了。如果未准爸爸的手比较粗糙，记着在按摩的时候准备一瓶按摩油或者润肤油。在按摩前最好咨询医生需要注意哪些事项。

❤ 帮未准妈妈找回自信

未准爸爸还可以主动带未准妈妈去逛逛商场，帮未准妈妈挑选几件心仪的衣服。这样既能让未准妈妈漂亮起来，又能让她体会到丈夫对自己的爱，使未准妈妈的心情愉快起来。

❤ 对未准妈妈宽容些

未准妈妈发脾气了，开个玩笑把话题转移一下，或者先把错误承认下来，再不行就干脆让未准妈妈自己安静一会儿。只要未准爸爸的姿态放高些，未准妈妈过后会意识到自己乱发脾气是不对的。

💜 陪未准妈妈参加社交活动

有朋友聚会时，未准爸爸应该鼓励并陪着未准妈妈去参加。周末有空，可以带未准妈妈去看看朋友，尤其是去有孩子的朋友家做客，实地感受一下家有"小天使"的氛围，这会让未准妈妈更加憧憬自己的宝宝早日到来。

"性"福很重要

良好的心态与和谐的性生活紧密结合是达到优生的重要因素。为了实现优生，在自己的"性福"问题上也应该抱有良好的心态：

● 做爱时注意力要集中，完全排除其他无关杂事的干扰。

● 双方都有做爱的要求并为此感到轻松愉快，而不仅仅是单方面的需要，或者将做爱视为负担和痛苦。

● 双方都有正常的性欲望和性冲动，而不仅仅是一方。

● 双方要在高度的兴奋、愉悦、舒畅、满足中完成性行为，而不是索然无味。

● 性交过程中激动、兴奋、欢快的情绪应趋于浓烈，并相互影响、相互感染、相互激励。如果其中一方的言行，甚至呼吸、表情、姿势、语调等方面，显出勉强、不自然或者为难，就会削弱对方的兴奋、欢愉的情绪。

● 并不是每次性生活双方都能达到这些要求，有时因为偶然因素使性生活不尽如人意，缺乏正常性快感也是正常的，只要能体谅对方就好，可以在下次性生活中给予补偿。

根据夫妻双方性生活的心理特点，为保持性生活的和谐，提高满意度，避免心理性的性功能障碍，同房时应创造良好的环境，排除一切情绪干扰，全身心地投入到做爱之中，并同步进入性兴奋、性高潮期，和谐地度过消退期，正确对待和妥善处理性生活中可能出现的种种问题。只有这样才能使性生活保持最佳心理状态，获得极大的精神愉悦，而这对于优生也是十分有益的。

提前一年就可以开始制订备孕计划了

为了让夫妻在身体的最佳状态下孕育新生命，建议提前一年开始制定怀孕计划。可以参照下面制定了一个为期一年的备孕计划，不要太紧张，其实不麻烦，只要按照时间表调整日程安排就可以开始"好孕程"了。

也许有人会认为一年的时间太漫长，觉得准备怀孕没必要做那么多的事情，但是每个人的情况是不一样的，可以结合自己的情况，按部就班地进入准备怀孕的阶段。

时间	备孕事项	内容和目的
提前 1 年	开始记录基础体温变化	根据基础体温的变化周期，未准妈妈可以更好地掌握自己的排卵期
提前 1 年	做一次全面的身体检查	妇科检查、血常规、尿常规、肝功、血压、口腔等；如果家里有宠物，还要进行特殊病原体的检测（弓形体、风疹、单纯疱疹病毒等）；另外，还有艾滋病毒的检测。如果发现患有某些妇科疾病，尤其是性传播疾病，以及牙周疾病应该及时治疗
提前 11 个月	注射乙肝疫苗	预防乙肝。乙肝疫苗是按照0、1、6的程序注射的，即从第一针开始计算，在此后的1个月、6个月分别注射第2针和第3针
提前 10 个月	改变不良的生活习惯	戒掉烟、酒、咖啡和软饮料等对身体有刺激的东西，给自己制定一套锻炼身体的计划，多吃新鲜的水果和蔬菜，增加维生素、钙等微量元素的摄入

续表

提前8个月	注射风疹疫苗	如果在孕期感染了风疹病毒很可能导致胎儿畸形。医生建议风疹疫苗至少应该在孕前3个月注射，这样才能保证怀孕期间体内风疹疫苗病毒完全消失，不会对胎儿造成影响。为了保险起见，建议给自己留出充足的时间，提前8个月注射风疹疫苗。并在2个月后确认体内是否有抗体产生
提前6个月	停止服用某些有致畸作用的药物	一些药物中含有致畸成分，可能引起胎儿畸形。因此要在怀孕前一段时间停服此药，使身体有充足的时间代谢掉这些有害物质。如果患有慢性疾病，需要长期服用某种药物，是否可以停药需要咨询医生
	检查牙齿	牙病不仅影响未准妈妈的健康，严重的还会导致胎儿发育畸形，甚至流产或早产。孕期如果出现牙周和其他牙齿疾病，不管从治疗手段，还是用药方面都会有很多禁忌。所以应该在孕前防患于未然
	停止服用避孕药	尽管有些避孕药声称停药后可立即怀孕，但应该谨慎为好。改变一下避孕方式，让内分泌环境恢复正常，会对受孕有帮助
提前5个月	抗体检测	检查注射乙肝和风疹疫苗后是否有抗体产生，如果没有应该补种
提前3个月	补充叶酸等维生素	孕前3个月到孕期3个月补充叶酸，可以预防神经管畸形儿的发生
提前1个月	洗牙	建议定期洗牙，这样能保证牙齿的健康。早孕期的3个月不宜洗牙，所以在怀孕前洗牙可以在孕期远离牙病的困扰
	调整心态，放松心情	这一时期尽量不要再出差、加班或者熬夜，注意饮食和营养

第三章

怀孕计划和环境准备
缺一不可

　　孕前除了要有心理准备外，做好怀孕计划和环境准备也是必不可少的，如果没有做好充分的准备，难免会有手忙脚乱的时候。优生优育与环境也有很大的关系，良好的工作和生活环境有利于精子、卵子处在最佳的状态，也为生育健康宝宝奠定了基础。

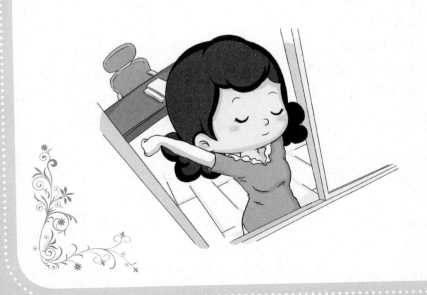

怀孕前应先做好家庭经济计划，未雨绸缪

夫妻在怀孕前就要做好家庭经济计划，要有充分的经济准备迎接怀孕时刻的到来，合理安排经济支出。

在孕前 3 个月或是更早时候涉及的开销主要在夫妻的健康上，需要增加蛋白质及维生素的摄入，如果条件允许的话还可以适当补充一些额外营养品。除此之外，还要做好孕前检查、购买相关书籍、准备家庭排卵检测及怀孕试纸等。

一些女性在怀孕后可能不准备工作，等孩子出生后做全职妈妈或是延长休产假的时间，也要把这段时间的经济支出计算在计划之内。孩子的孕育、出生，女性产后的调理等都是一笔不小的开支，女性在怀孕期间的营养费用、检查费用，以及生育宝宝时相关的生产费用，还有生产后宝宝和妈妈的营养费用等，这些问题夫妻双方在怀孕前都要做好经济计划，留有准备，应付届时的开销。

了解当地与生育有关的政策，有备无患

准备怀孕前应该了解当地与生育相关的政策，包括计划生育技术服务、孕前保健、生育保险、产假、哺乳假等方面信息。此外还应了解当地围产期保健、分娩、婴儿护理所需的费用，这些是否由医疗保险负担其中部分费用。多了解当地一些相关的政策有助于夫妻计算整个生育的花费，做好支出预算。

创造一个舒适的室内环境

什么样的环境才算是好的居住环境呢？首先要向阳，有充足的光线、良好的通风，这些都对健康极为有利。如果卧室面积较小的话，可以少放一些家具，保持室内宽敞。因为宽敞明亮的环境会

使女性内心平和。居室的布置要协调，房间的色彩要与家具的色彩相搭配，因为居室的色彩有强烈的心理暗示作用。

一般来说，白色会给人一种清洁、纯真的感觉，而蓝色则可以使人宁静、放松。这两种颜色可以使紧绷的神经得到放松，体力和精力得到尽早的恢复。女性还可以选择一些喜欢的图案、装饰来装扮房间，不仅可以使自己心情愉快，也对成功受孕大有裨益。

居室还要有适宜的温度和湿度，一般温度要保持在20℃～22℃，湿度保持在40%～50%，温湿度太高或太低都会使人体感到不舒服，从而出现烦躁、不安等情况，同时还会影响到排卵，不利于受孕。

床铺要放在远离窗户和相对背光的地方；不要睡过软的床；被褥要勤洗勤换；枕头高低要合适，蚕沙、茶叶、荞麦皮等都是极好的枕芯填充物。

另外，居室要经常通风，保证空气新鲜，可以在屋子里摆放几盆绿色植物，既可净化空气，又可美化环境。

要避免接触有害物质

一个良好的生活和工作环境有利于精子、卵子处于最佳状态，从而孕育出聪明、健康的宝宝。所以在孕前很有必要加强自身防护，尽可能避免接触有害物质。

一些化工产品、杀虫剂、油漆、重金属、放射线等对男性和女性的身体都有很大伤害。卵巢对辐射射线非常敏感，卵巢滤泡处于增殖期时，颗粒细胞对放射线高度敏感，单次较大剂量照射可以造成卵母细胞失去活力、卵泡死亡，甚至造成永久性不孕。男性的曲细精管上皮对辐射敏感度也很高，一些放射线可以使精原细胞发生变性，导致精子数量减少、活力下降、雄激素分泌减少，甚至是阳痿或不育。多种重金属对人类具有生殖毒性，较常见的有铅、汞、锰、砷等。铅可以经血睾屏障进入精液，并有一定的蓄积作用，较高水平的铅接触可直接作用于男性睾丸，影响精子发育，同时铅还可以通过阻断下丘脑—垂体—睾丸轴的调节功能，从而影响生殖激素的分泌。其他几种重金属对未准爸爸和未准妈妈的身体机能也有不同程度的损害，所以在孕前一定要避免接触有害物质。

为了怀孕女性需要辞职吗

许多过来人建议，如果家庭有经济压力，计划怀孕的女性最好维持现在的工作，毕竟宝宝出生以后，经济压力会增加许多。另外，如果自己身体健康，丈夫工作较忙，女性最好也能继续工作，这样生活有寄托，就不太会有精神压力，因为精神压力过大也不利于受孕。

如果女性原来就有习惯性流产、怀孕状况不稳定、工作压力过大、工作性质不适合怀孕的情况，可以考虑辞掉工作或向公司申请休假。

哪些女性在孕前需要调换工作

想给宝宝打下一个良好的健康基础，受孕前就要做好准备。从事以下工作的女性应考虑受孕时暂时调换工作岗位：

♥ 特殊工种

经常接触铅、镉、汞等金属会增加怀孕女性流产和死胎的可能性，其中甲基汞可致畸胎；铅可引起孩子智力低下；二硫化碳、二甲苯、苯、汽油等有机物可使流产率增高；氯乙烯可使孩子的先天痴呆率增高。

♥ 高温作业、振动作业和噪声过大的工种

有研究表明工作环境温度过高、振动剧烈或噪声过大均可对胎儿的生长发育造成不良影响。

❤ 接触电离辐射的工种

科学研究结果表明，电离辐射对胎儿来说是看不见的凶手，可严重伤害胎儿，甚至会造成畸胎、先天愚型和死胎。所以，接触工业生产放射性物质、从事电离辐射研究、电视机生产以及医疗部门的放射线工作的女性在怀孕前均应暂时调离工作岗位。

❤ 医务工作者，尤其是某些科室的临床医生、护士

这类人员在传染病流行期间经常与患有各种病毒感染的患者密切接触，而这些病毒（主要是风疹病毒、流感病毒、巨细胞病毒等）会对胎儿造成严重危害。因此，临床医务人员在计划受孕或早孕阶段若正值病毒性传染病流行期间，最好加强自我保健，严防病毒危害。

❤ 密切接触化学农药的工种

农业生产离不开农药，已证实许多农药可危害女性及胎儿健康，引起流产、早产、胎儿畸形等。因此，未准妈妈应从准备受孕起就要远离农药。

要警惕装修中的隐形杀手

医学研究表明，女性对苯、甲醛等化学物品的吸入反应特别敏感，长期吸入化学气味的女性月经异常率明显增高。有些环境问题造成的危害可能是长期的，而有些疾病的发病是有一定的潜伏期，因此要从孕前就小心装修中的隐形杀手。

看看装修中的隐形杀手都有哪几个：

❤ 油漆污染

油漆包括乳胶漆和木器漆，市面上一些劣质的乳胶漆含有游离的甲醛，具有强烈刺激性气味，可造成眼睛流泪、眼角膜、结膜充血发炎，皮肤过敏，咽喉不适，甚至恶心、呕吐。未准妈妈长期接触这种

物质，还有可能导致胎儿畸形，甚至流产，所以在孕前就要避免接触此类物质。

地板污染

地板的污染物主要是甲醛和 TVOC。TVOC 的学名是"总挥发性有机化合物"，这种物质会引起机体免疫水平失调，导致头晕、头痛、嗜睡、食欲不振、恶心等，严重的还会损伤肝脏和造血系统，甚至引起死亡。

衣柜、橱柜污染

衣柜和橱柜在组装的过程中经常会使用胶水，胶水中甲醛的含量也很高，会对人体造成很大危害，所以在组装家具时最好选择无毒胶水或环保三聚氰胺板。

布艺装饰污染

装饰污染很少会引起人们的重视，但是对于健康的危害同样不可忽视。窗帘、沙发、床上用品以及墙纸等都含有甲醛，再加上这些物品的使用面积较大，如果不注意很容易出现头痛、恶心、咳嗽、视觉模糊等。

注意房间的卫生

人体在新陈代谢过程中会产生大量的化学物质，如果紧闭房门的时间过长，室内二氧化碳的浓度就会升高。很多人在密闭的屋子里待久了就会感觉头晕脑涨、四肢乏力、胸闷恶心，原因就在于此。这对于备孕女性的身体健康是极为不利的，所以一定要注意房间的卫生。

预防人体对房间的污染

皮肤是人体最大的排泄器官，经过皮肤排泄的废物多达 171 种。国外的科学研究表明，室内尘埃的成分 90% 是人体皮肤脱落的细胞。

另外，通过汗液蒸发出的尿酸、尿素、盐分、皮脂腺等成分也随之而发散到空气中。即使健康人每天通过咳嗽、打喷嚏、吐痰等排出的病菌也相当可观。如果房间里有病人，排出的病菌及有害物质就会更多。

如何才能预防这些污染呢？首先就是注意个人卫生，勤洗澡，勤换衣服，还要让房间经常通风换气，勤晒被褥，做好个人卫生的清洁工作。

经常开窗通气

空气污浊，细菌更容易滋生。所以平时要注意经常开窗通气。夏天的话，可以一直开着窗。冬天气温较低，但每天清晨也最好开窗换气 10 分钟。

经常打扫卫生

室内卫生最好每天都要打扫，每周可进行一次彻底的大扫除。卫生间、厨房等都是容易滋生细菌的地方，必须保持清洁。居室物品不要随意堆放，以免为细菌的滋生提供温床。

要保持室内通风

如果长时间门窗紧闭，空气就无法流通，一些病菌就会大量滋生、繁殖，影响女性的身体健康，进而影响怀孕。为了让女性在孕前享有舒适安全的居室环境，室内一定要注意空气的流通，尽量少用空调，保持适当的温度和湿度。

要注意养成开窗通风的习惯，以便排出室内的污浊空气，保证充足的氧气供应。经常给室内通风不仅能改善空气质量，还能让阳光更好地杀死室内空气中的致病微生物，提高机体免疫力。室内每天两小时的日照是维护人体健康发展的最低需要，人的皮肤接受太阳光中紫外线照射还能产生维生素 D，所以孕前保持室内通风，享有充足的日照是很有必要的。

应慎用洗涤剂

日本学者曾经对孕卵发育障碍与环境因素的影响进行动物实验：用含有 2% 的酒精硫酸（AS）或直链烷基苯磺酸盐（LAS）涂抹在已孕的小白鼠背部，每日 2 次，连涂 3 天，在妊娠第 3 天取出孕卵检查，发现多数孕卵在输卵管内已极度变形或死亡。而未涂过 AS 或 LAS 剂的孕鼠其孕卵已全部进入子宫且发育正常。

据有关部门测定，目前市场上销售的洗涤剂之类的物质中含 AS 或 LAS 的浓度是用于实验时 AS 或 LAS 浓度的 10 倍。一些化合物能通过使用者的皮肤黏膜吸收，蓄积于体内，长期使用可使受精卵发生变形、孕卵死亡等。

噪声也会影响怀孕

噪声是一种污染，如果情况严重会让人失聪，当然也会影响人们的身心健康。

对于准备怀孕的女性来说噪声会影响休息和睡眠质量，使人感到烦躁不安、情绪紧张。有研究报道，长期接触 100 分贝以上声音的女性会出现月经紊乱、经血量变化、痛经等现象。如果怀孕也会增加流产、早产和死胎的发生率。

女性在孕前要营造适宜受孕的环境，不要让自己处于噪声中，理想的声音环境是不低于 10 分贝、不高于 40 分贝。

远离宠物，远离寄生虫病

现在很多家庭都喜欢喂养宠物。但是如果计划怀孕，就要把家里的宠物交给别人代为照顾了。

未准妈妈的居室内忌养鸟。这是因为在室内养鸟会污染空气，如鸟羽毛中的毛垢，鸟的涎水及粪便，鸟身上的细菌、尘埃等都是污染物。这些物质一旦被未准妈妈吸入可导致其肺部感染，引起刺激性干咳、哮喘、胸闷、乏力等症状，严重时可引起高热（体温达 39℃ ～ 40℃）、痰中带血、肝脾肿大等现象。

狗身上寄生着一种慢性局灶性副黏液病毒，这种病毒进入人体血液循环后会侵害骨细胞，导致骨质枯软变形，从而引起畸形骨炎，对准妈妈及胎儿都十分不利。

猫是弓形虫寄生的终宿主，也是主要的传染源。如果未准妈妈

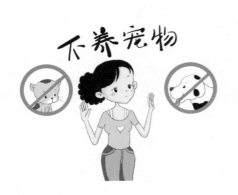

感染了弓形虫，约有 40％的胎儿会受到损害。弓形虫不仅影响胎儿的正常发育，还会造成流产、早产及新生儿先天畸形。更为严重的是还会持续影响新生儿的健康，使其出现亚临床感染，并在出生后数月或数年时导致耳聋、智力低下等缺陷。

要谨防家庭中的无形杀手——电磁辐射

随着各种高科技电器的出现，每个人都不可避免地会接触家电，但家电在运作时会产生电磁波和电磁场，这种电磁辐射对准妈妈和胎儿来说都十分不利，电磁辐射也是造成女性不孕、流产、畸胎等病变的诱发因素。

很多家用电器是室内电磁辐射的无形杀手，女性从准备怀孕起最好远离这些电磁辐射。

❤ 电视机

电视产生的电磁波与终端显示器产生的电磁波类似。长时间接触终端显示器或电视机的电磁波会引起眼球疼痛、头晕、疲劳、食欲减退、心情烦躁等症状，从而影响精子和卵子质量，所以准备怀孕的未准爸爸和未准妈妈最好不要长时间看电视。

❤ 微波炉

日常使用的微波炉虽然有严密的防泄漏措施，但是在家用电器中，微波炉的磁场还是最强的，较长时间处在微波环境中，可导致男性精子畸形、数量下降、活力降低，对女性生殖能力也会有影响，所以对于准备怀孕的未准爸爸和未准妈妈来说最好远离微波炉。

❤ 电褥子

电褥子直接接触皮肤，会使休息状态的细胞长时间处于电磁波中，从而引起人体健康障碍，强电场使部分人入睡后产生不适感，或者机体脱水。

对于男性来说睡电褥子更为不利，精子对高温环境特别敏感。在正常生理条件和一般环境下，阴囊温度应低于体温3℃以上，位于阴囊中的睾丸和附睾的温度也明显低于体温，这是保证精子产生和成熟的重要条件之一，而一切提高阴囊、睾丸和附睾温度的因素都可能对精子的产生和成熟形成障碍，从而影响生育。

要警惕办公室杀手

办公室里外表精美舒适，实际上也有很多污染源，尤其对于未准爸爸和未准妈妈来说更要警惕这些办公室杀手：

❤ 电脑

电脑是办公环境里不可缺少的重要工具之一，可是电脑在开启后显示器散发出的电磁辐射对细胞分裂有破坏作用，所以孕前最好少接触电脑，如果要用电脑也最好与屏幕保持一臂的距离。

芝宝贝呵护 频繁使用笔记本电脑的危害

一项最新研究证实，男性频繁使用笔记本电脑，可能使生育能力受到影响，尤其对年轻男性的影响更明显。研究专家调查发现，男性如果将手提电脑放至双膝，手提电脑所产生的热量会导致阴囊的温度上升约3℃，而睾丸温度上升1℃就足以使精子数量减少。

❤ 电话

很多人不知道电话正是一项最容易在办公室里传播疾病的办公用品，电话听筒上2/3的细菌可以传给下一个用电话的人，是办公室里传播感冒和腹泻的主要途径，对于孕前的未准妈妈来说更要警惕这一办公室杀手。

❤ 空调

德国一项研究显示，长期在空调环境里工作的人50%以上有头痛和血液循环方面的问题，而且很容易感冒，因为空调使室内空气流通不畅，负氧离子减少，造成人缺氧、呼吸困难，常常会胸闷、头昏，影响男性和女性的身体健康和情绪，进而影响怀孕。

❤ 复印机

复印机的静电会使空气中产生臭氧，从而使人头痛或眩晕。一些复印机在启动时还会释放有毒气体，过敏体质的人闻到后会引发咳嗽、哮喘。对于准备怀孕的女性来说，最好远离复印机，长期处在那种环境中会影响卵子质量，影响受孕的可能性。

不要把手机放在裤兜内

很多男性习惯把手机放在裤兜里，但这样对健康是极为不利的。因为裤子的口袋就在睾丸的旁边，而电离辐射对睾丸组织的损伤极大，足以造成睾丸生精能力的一次性或永久性损伤。虽然手机的电离辐射比较小，但是长时间累积下来的能量也不可忽视。人类的精子、卵子如果长时间受到这种辐射也有可能产生异变，从而危害到后代的健康。

要避免接触废气

日益增加的汽车尾气造成大气污染给人类健康带来了很大危害，动物实验表明碳氢化合物中多环芳烃类 PAHs 具有多种毒性作用，如免疫毒性、造血系统毒性、生殖和发育毒性等。工业燃烧、垃圾焚烧、家庭燃煤、吸烟、工业副产品的排放还会产生二噁英，二噁英的最大危害是具有致畸、致癌、致突变的毒性。二噁英可以通过干扰生殖系统和内分泌系统的激素分泌，造成男性精子数量减少、质量下降，影响女性卵子质量，还会引起胚胎死亡和胎儿畸形等，所以在孕前也要避免接触这类废气。

孕前应少去大型商场

对于准备怀孕的夫妻来说，最好少逛大型商场，以利于健康受孕。因为商场人流较多，空气污浊。相关监测结果表明，大型商场的空气中不仅含菌量大，悬浮颗粒浓度超过规定标准的 10 倍以上，二氧化碳的浓度高出室外 2～3 倍，病菌的含量也高出标准的几倍甚至十几倍。一些大型商场刚刚装修不久，油漆、胶合板、塑料贴面等材料中多含有挥发性化合物，有毒物质还会造成空气污染。准备怀孕的女性长期处在这种环境中不仅对健康不利，还会影响情绪，这些都是对受孕极为不利的。

第四章

抓住最佳受孕时机，
怀上健康宝宝

很多夫妻在孕育宝宝之前往往首先考虑经济、环境等外部因素，而恰恰忽略了关键的怀孕时间的问题，正确的受孕时机是孕育身心健康的宝宝的重要条件，一定要抓住最佳的受孕时机，掌握必要的受孕技巧，为精子和卵子营造出优化的发育环境。

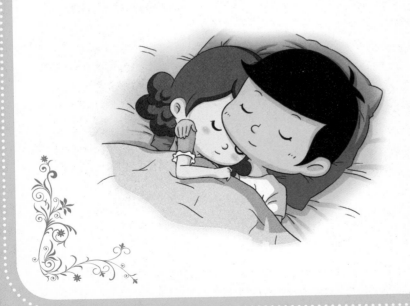

婚后多久怀孕最好

女性怀孕、分娩、产褥期需要花费近一年时间。孩子一生下来便要积极地进行优育、优教，育儿期一般为 2 ～ 4 年。在这几年中肯定会影响到年轻父母的学习、工作、健康与家庭经济收入。因此，为了幸福美满地度过婚后这段甜蜜的生活，并为生儿育女打下一个比较充实的经济基础，最好婚后 1 ～ 3 年再怀孕。

怀孕应早还是应晚

无论是早怀孕还是晚怀孕都各有利弊，最重要的是要宝宝健康。

年龄	利	弊
20 ～ 30 岁	流产的机会少，只有2%～3% 有关母婴健康的顾虑少；患妊娠综合征，如高血压的机会也较少；婴儿畸形率低。20多岁女性生产先天愚型儿的概率较低，大约是1／1500 精力充沛，适应夜里照料婴儿的能力也比较强	会影响与朋友的相处时间及机会 由于工作时间短，积蓄不充裕，经济压力较大
30 ～ 40 岁	产后并发症和产后身体恢复，与20多岁没有很大差别 夫妻关系更趋于稳定 工作稳定，经济上比较宽裕	35岁以后生育能力下降，流产率升高，达4%～5% 30多岁的畸形儿生育率较高。35岁以上早产情况较多。容易发生妊娠期高血压、妊娠期糖尿病和其他并发症

选择最佳生育年龄

选择最佳生育年龄是许多夫妻所关心的问题。父母的婚育年龄对胎儿是否有影响？答案是肯定的。

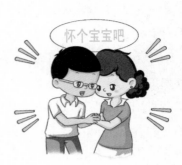

女性在 18 岁左右开始进入性成熟期，性成熟期持续约 30 年为生育期，处于此时期的女性称为育龄妇女。一般认为女性的最佳生育年龄为 24 ～ 30 岁，此时生育不仅符合人体的生理特点，而且有利于胎儿的健康发育。女性到了 18 岁，虽然性器官已基本发育完成，但性成熟并不代表全身各脏器功能都已健全，像骨骼系统和高级神经系统一般要到 24 岁才发育成熟。过早生育，母体不仅要承担供给胎儿营养的任务，还要继续完成自身的发育，必定会影响母子的健康。

因此，从有利于准爸妈工作、学习、健康、经济实力、体力、精力等因素考虑，女性在 23 岁以后结婚，24 ～ 30 岁生育；男性在 25 岁以后结婚，25 ～ 35 岁生育，对胎儿最为有利，是最佳婚育年龄。

芝宝贝呵护 适当晚育有利于后代

适当晚育有利于后代的健康成长。但晚育也要有一定限度，女性最好不要超过 35 岁，男性最好不要超过 42 岁。如果因种种原因女性到 35 岁以后才怀孕的，也不必过分紧张，一定要做好孕期保健和产前诊断，以便出现问题时及时处理。

选择最佳受孕季节

不同季节的变化对人类的受孕、怀孕、生育有着不同的影响。选择最佳的受孕季节对准妈妈和未来宝宝的身体健康和生长发育都有很重要的意义。结合我国的自然情况，从怀孕过程来分析，一般认为受孕的最佳月份是 7 ～ 9 月。

在孕早期，发生妊娠反应时胃口会不好，爱挑食，而此时正好处在蔬菜、瓜果品种繁多的时候，有利于调节饮食，增进食欲，保障胎儿的营养需求。

到了孕中期，正值晚秋，气候凉爽，那时准妈妈的胃口会好很多，能够摄取充足营养，对胎儿的生长发育十分有利。此时日照充足，经常晒晒太阳，体内可以产生足量维生素 D，促进钙、磷的吸收，有助于胎儿的骨骼生长。且 9 月、10 月正值夏去秋来，准妈妈在夜间睡眠受暑热的影响小。在休息以及营养的摄入都比较充分的情况下，有利于胎儿的大脑发育和出生后的智力发展。

待多雪的冬天和乍暖还寒的初春携带着流行性感冒、风疹、流脑等病毒姗姗而来时，宝宝的胎龄已超过了 3 个月，此时可平安地度过致畸敏感期。相应的预产期为次年的春天。

分娩之时正是春末夏初，气温适宜，妈妈哺乳、宝宝沐浴均不易着凉，蔬菜、鱼、蛋等副食品供应也十分丰富，应是产妇坐月子的最佳季节。产妇的食欲好，乳汁营养也丰富，这样能保证母乳质量。同时，宝宝轻装上阵，衣着较少，便于四肢自由活动，有益于宝宝大脑及全身的发育。

宝宝满月后，时令已入夏，绿树成荫，空气清新，阳光充足，便于进行室外日光浴和空气浴。

宝宝半岁前后正值金秋十月，该增加辅食时又已避过夏季小儿肠炎等肠道疾病的流行季节。

到了宝宝学习走路、开始断奶的周岁，则又是来年的春夏之交，气候温和，新鲜食物充足，为宝宝的生长发育提供了有利的条件。而且春夏之交，宝宝的肠胃易于适应，也可顺利断奶。

当然，夫妻双方还要结合当地气候情况及各自的身体、工作等情况来选择怀孕的时间。怀孕的季节理想与否并不是绝对的，随着经济条件的改善，即使不在夏秋季怀孕，但只要夫妻双方身体健康、心情愉悦，注意改善不利条件和弥补不足，在任何季节怀孕都是可以的。

不同季节受孕的注意事项

胎儿的生长发育有一定的规律性，从受孕到第 3 个月是胎儿的大部分器官形成时期，以后是继续生长和各种器官功能的发育完善期，一般来说，怀孕前 3 个月往往是整个孕期最关键的阶段。而一年中的四季又各有其特点，所以应不同季节争取不同的优生措施。

春、秋季节的气温在我国大部分地区对人都很适宜，人们在户外活动的机会较多，日照时间较长，此时受孕能呼吸大量的新鲜空气，对胎儿的神经系统发育大有好处。

但是，春、秋季节往往是某些传染性疾病易发的季节。如在秋冬或冬春季交替时，温差变化较大，气候干燥，特别是北方的秋天，流感的发病率较高，如果流感引起发烧，特别是发生在孕早期，会导致自然流产、死胎、畸形儿的发生率增加。所以，在春、秋季节怀孕要注意预防感冒，少去人群密集的商场、影剧院，并注意与感冒患者隔离，以减少患病机会。

夏季食物丰富，对摄取营养有利，但是由于天气炎热，出汗较多，人们常常大量食用冷饮、瓜果蔬菜，即使是鸡鸭鱼肉也愿意吃凉的。如果这些食物未洗干净或已变质，会使胃肠道感染性疾病的发生率增加，轻者出现腹泻、呕吐，重者会出现高热、脱水及电解质紊乱，需用药物治疗，而所有这些都会对胎儿产生不良影响。因此，在夏季怀孕时，要注意饮食卫生，特别是瓜果蔬菜要洗净，不要食用已变质的食物。

冬季，由于天气寒冷，人们在户外活动的时间较少，大部分时间是在有暖气的屋里度过。如果门窗紧闭，不及时换气，会使室内空气污浊，这不仅会使准妈妈本人感到全身不适，而且对胎儿的生长发育不利。所以，准妈妈在冬季既要预防受凉，还要在下午天气暖和时到户外做一些适宜的活动，多呼吸一些新鲜空气，以利于胎儿的发育。

选择最佳受孕时间

通常认为，夫妻在晚上的 21 ～ 22 时同房怀孕较好。这段时间既是人体功能的高潮期，又与中医理论的阴盛精气足说法一致，若此时同房怀上聪明健康的宝宝的概率要高些。

此外，在这段时间里同房，事后夫妻会很快入睡。女方睡眠中保持身体平卧，有利于精子沿子宫内壁向输卵管里游动，对精子顺利到达输卵管壶腹部跟卵子结合有利。因此，夫妻在晚上 21 ～ 22 时同房是受孕的最佳时间。

选择良好的受孕环境

受孕时的良好环境是优生不可缺少的条件。良好的受孕环境包括稳定的情绪、充沛的精力、振奋的精神、清新温爽的气候、安静整洁不受外界条件干扰的居住处所等。创造良好的受孕环境应该从创造生殖细胞发育成熟的良好条件和环境入手。

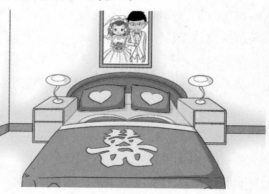

我国古代很重视受孕时夫妻双方的环境和情绪因素，指出不要在"弦望晦朔，大风大雨，大雾大寒大暑，雷电霹雳，天地晦冥，日月剥蚀"的不正常天气中受孕，因为恶劣的自然环境会给双方心理带来不利的影响，使其精神紧张，而且过寒或过热气候也会影响精子和卵子的质量。

除了环境和情绪的因素外，居住处所也会影响受孕。卧室应尽量安静，不受外界条件的干扰，并保证室内空气的流通，室内陈设的摆放应整洁而有条理，这种恬静的环境往往能对人们产生正面的影响，从而有利于受孕。

不要在情绪压抑时受孕

当人处于焦虑抑郁或有沉重思想负担的时候，精子或卵子的质量也会受到影响，情绪的激烈变化、腑脏功能的紊乱、精气耗散都会干扰精子与卵子的集合，影响受孕，即使受孕后也会因不良情绪而影响母体的激素分泌，使胎儿躁动不安，影响生长发育，甚至流产。

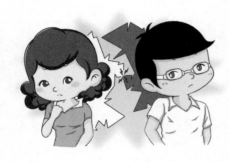

只有当人处于良好的精神状态时，精力、体力、性功能都处于高潮，精子和卵子的质量才会高，也有利于受精卵的着床，使得胎儿素质良好。

不要在陌生的环境下受孕

不要在陌生的环境下受孕，最好选择在家中受孕，因为家里的环境比较安宁、卫生，夫妻对家里的环境也比较熟悉和放心，能够做到精神放松、情绪稳定，有利于优生。

性生活频率过高会降低受孕的机会

一般来说，育龄妇女在每个月经周期中只排一个卵子。因此，每月最易受孕的时间仅仅为排卵前 1 ～ 3 天及排卵后 1 ～ 2 天，也是俗称的危险期，其余时间则为安全期。夫妻应在安全期尽量减少房事，以便养精蓄锐，在排卵期同房增加受孕的可能性。

很多想生宝宝的夫妻以为增加性行为的次数就可以尽快受孕，但实际上频率过高的性行为会影响受孕甚至会引起女性的免疫性不孕。性生活频率过高还会导致精液量减少和精子密度降低，使精子的活动率和生存率显著下降，受孕的机会自然降低了。

所以，对于想生宝宝的夫妻来说，性生活的频率以每周 1 ～ 2 次最为适宜，而且可以在女性排卵期前后适当增加。

学会推算排卵期

● 推算月经周期。

如周期正常者，多在两次月经中间排卵。如周期后延者，排卵时应在下次月经来潮前 14 天。

● 宫颈黏液性状。

排卵前 24 小时宫颈黏液量增多，透明无色，呈鸡蛋清样，黏性很强，不易拉断。

● 测量基础体温。

月经周期分为卵泡期、排卵期、黄体期和月经期，在这 4 个时期内基础体温也随之变化，这是孕激素在起作用（基础体温又叫静息体温，指人经 6 ～ 8 小时睡眠醒来后，尚未起床、进食或谈话前所测定的体温。它可以间接反映卵巢排卵及黄体功能）。当孕激素的分泌活跃时，人体基础体温上升；孕激素不分泌时，则会出现低体温。正常情况下，从月经开始那一天到排卵的那一天，因孕激素水平较低，所以此时段女性一直处于低体温，一般为 36.2℃ ～ 36.5℃。排卵后，卵泡分泌孕激素，基础体温会上升到高温段，一般在 36.8℃左右。

可以把从低温段向高温段变化的几日视为排卵期，夫妻在这期间同房，容易受孕。因此，女性在受孕前要测量体温。

芝宝贝呵护 ## 需连续测 3 个月以上的基础体温

由于基础体温会受失眠、发热、用药等多种因素影响，故受试者除应掌握正确的测定方法外，还要保持有规律的生活，并将有关因素记录在表上。一般需连续测定 3 个月以上方能判定。

● 阴道 B 超。

如果条件允许还可到医院做阴道 B 超监测卵泡发育，在医生指导下同房，增加受孕机会。

排卵期前后两天为易受孕期，根据上述 4 种方法综合考虑推测排卵期。计划要宝宝的夫妻应该选择在排卵期同房，这样可以提高受孕的概率。如一年仍未受孕，可到医院就诊，查找原因。

选择有利于受孕的体位

不同的受孕体位对受孕的影响也不同，有的体位会增加受孕的概率，有的体位会减少受精的机会。像站立式、坐式等体位由于女性的阴道口向下而使精液流失，不利于受孕。最佳的受孕体位是男上女下的仰卧位，女性需要两腿弯曲，阴道稍缩短与子宫腔成直线，精液不容易外流，又不致存于阴道后穹窿，精子容易进入子宫颈口，有利于怀孕。同房时为了防止精液流出阴道，可以用枕头或其他软物垫于女性臀下，保持骨盆高位，提高受孕的概率。

前戏为受孕提供便利条件

在前戏过程中男女都会分泌大量的加压素、催产素和性激素，这就构成了一个有利于生殖的内环境，使排卵、射精、受精、着床等一系列环节都符合生理的特点，这种内分泌激素的协调及内环境稳定，对成功受孕提供了便利。

争取在性高潮时受孕

男性在性高潮时射精会使性激素充足，精子活力旺盛，精子数量也可增加一半，有利于短时间内与卵子相遇，减少在运行中受外界因素的伤害。女性在性高潮时，子宫颈碱性分泌液也会增多，可以中和阴道的酸性环境，创造更适合精子生存的环境。同时分泌物中的营养物质，如氨基酸和糖的含量也会增加，提升精子在阴道里的运动能力。性高潮时阴道周围的肌肉会强烈收缩，有助于将精子吸进子宫颈和子宫。所以最好选择在性高潮时受孕，不只是精神享受，也能为孕育高质量的宝宝创造条件。

性交后不宜马上起身

很多女性在性交后想马上去冲个澡，如果想怀孕就不要急于起身，多在床上休息一会儿，这样可以防止精液外流，如果不喜欢高举着双腿，也可以采取侧卧的姿势，让双膝尽量向腹部弯曲。

第五章

营养准备也很重要哦

　　孕前的营养和饮食行为与精子和卵子质量密切相关，孕前应该注意科学合理地调配饮食，改变不良的饮食习惯，避免饮食中的危害因素，摄入充足的营养，满足身体的营养所需，积极创造良好的受孕条件。如果怀孕前营养状况良好，那新生儿出生后体重就会正常、很少生病。因此，孕前的营养准备对优生会起到很大的促进作用。

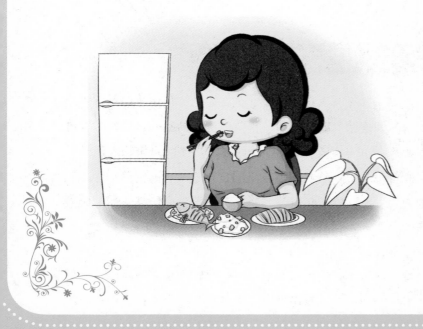

孕前营养补充不容忽视

营养补充主要有利于孕前的营养储备和孕期的营养供给，如果没有良好的营养补充可能造成女性营养不良，严重的会导致不孕，如果已经怀孕，准妈妈的营养不良也会导致胎儿发育迟缓。母体的营养是否充足会直接影响卵子的活力。对于未准妈妈来说营养不良会导致月经稀少而闭经，影响以后的生殖能力。

国内外很多调查资料都表明孕前的营养状况直接影响着胎儿的

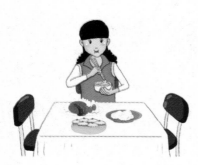

健康状况。孕前营养较好的未准妈妈所生的新生儿不仅体重符合标准，健康情况较好，而且患病率也相对较低，待孩子长大后到学龄期会发现他们的智力发育也更好些。所以，为了能孕育一个聪明健康的孩子，未准爸爸和未准妈妈至少在孕前3个月就要适当加强营养。

孕前补充营养的注意事项

受孕前3个月夫妻双方都要加强营养，以提供健康优良的精子和卵子，为健康胎儿的形成和孕育提供良好的基础。要科学安排好一日三餐，多吃新鲜蔬菜和水果，从而保证身体健康和精力充沛。

要养成良好的饮食习惯。不同食物中所含的营养成分不同，含量也不等。所以，应当吃得杂一些，不偏食、不挑食，保证所需营养的摄入。

应避免食用各种被污染的食物。未准妈妈应尽量选用新鲜天然食品，避免食用含食品添加剂、色素、防腐剂物质的食品。应吃些新鲜的蔬菜；水果应去皮后再食用，以避免农药污染；尽量饮用白开水，避免饮用各种咖啡、饮料、果汁等饮品；应尽量使用铁锅或不锈钢炊具，避免使用铝制品及彩色搪瓷制品，以防止铝、铅等元素等对身体细胞的伤害。

孕前营养要均衡

很多男性比较爱吃肉，不喜欢吃青菜，虽然精子的生成需要优质的蛋白质，但如果蛋白质摄入过多，而维生素摄入不足就容易造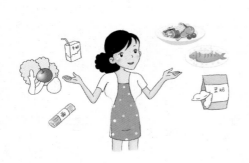成酸性环境，使精子的质量受到影响，反而会降低生育能力。而一些女性为了保持身材，不吃含有脂肪的食物，只吃蔬菜和水果，这样会导致营养失衡，影响卵子的活动能力，严重的还可能导致不孕。

不要遇到喜欢吃的食物就猛吃，遇到不喜欢吃的食物就一口不动。如果长期这样偏食就会导致不同程度的营养失衡。不管是男性的营养失衡还是女性的营养失衡都有可能引起不孕不育。所以，在孕前要有目的地调整饮食，做到营养的均衡。不过，在补充营养前也要先了解自己的营养状况，根据实际情况采用恰当的方法让身体的机能处于均衡状态。

孕前应减少外出就餐

饭店的食物中盐分、食用油、味精过多，脂肪和糖的含量过高，而维生素和矿物质不足，如果经常外出就餐，就会使人体所需的各种营养比例失衡，引起身体不适，不利于受孕。在孕前夫妻双方最好都尽量减少在外就餐，选择在家烹制营养丰富的饭菜。

职场女性怎样在外就餐

职场女性的一日三餐通常都是在外面解决的，除了吃饱之外，最重要的还要考虑营养的均衡。一些外卖食品比较注重餐点的口味，往往使用大量的调味料，这些调味料的盐分含量很高，容易出现钠过高的情况，长期摄入可能造成身体的负担。但是对于职场女性来说每天都自己烹饪一日三餐又有难度，所以职场中的未准妈妈选择在外就餐时可以经常变换菜的种类，增加蔬菜、水果的摄入量，减少油炸菜品，口味以偏清淡为宜，增加纤维素的摄取。

经期应注意饮食

月经期间不要吃辣椒、生大葱、大蒜等刺激性强的食物，也不要吃荸荠、石花菜、凉性水果及冰冷的汽水、冰激凌等冷饮，以免冷刺激引起血流不畅及腹部疼痛，要适当多吃一些温性的蔬菜、水果等。

对于一些月经不调的女性来说可以用饮食来调理月经。月经提前的人应该少吃肉、葱、青椒，多吃青菜。月经延后的人应该少吃冷食，多吃肉，经期的第一天、第二天可以多吃补血食品。在月经前烦躁不安、便秘、腰痛的人可以吃促进肠蠕动及代谢的食物，如青菜、豆腐等。月经来潮中，为了促进子宫收缩可以吃动物肝脏以维持体内热量。在月经后容易眩晕、贫血的人可以在经前多吃姜、葱等，在经后多吃小鱼及多筋的肉类、猪牛肚等，以增强食欲、恢复体力。

含铁的食物

每次月经会排出 50 ～ 80 毫升的血，这会流失很多铁，所以月经期间可以多吃些含铁丰富的食物，如鱼、红枣、瘦肉、蛋黄、黑木耳、海带、豆类等，尤其是动物血，不仅富含铁质也含有很多优质蛋白。

❤ 温热食品

月经期间饮食以温热食品为宜，可以适当吃些牛肉、狗肉、鸡肉、桂圆等。

❤ 红糖水

月经期间，在性激素的影响下子宫内膜会发生增厚与脱落的变化，子宫内膜及盆腔、阴道血管扩张及充血，会有轻度的腹部坠胀、腰酸不适等感觉，同时伴有饮食不振。红糖水性温，有利于月经顺畅。

❤ 防止便秘的食物

便秘可引起痛经，所以经期可以多食用一些防止便秘的食物，主要是富含纤维素的食物，如白菜、芹菜、韭菜、香蕉等。

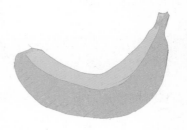

总吃素食会影响女性的生育能力

女性经常吃素会对体内激素分泌造成破坏性影响，引起内分泌紊乱，严重的甚至出现闭经或卵巢早衰，从而导致不孕。素食的女性会出现排卵停止的情况，这与进食蛋白质过少有关系，会导致激素分泌失常、月经周期紊乱，素食很有可能导致生殖功能异常，严重的甚至能导致不孕。

如果女性暂时不考虑生育，在进行素食减肥前一定要三思而行，尤其是年龄超过30岁的女性，生育能力本身已经下降，更要谨慎行事。

贫血女性应注意饮食调养

准备怀孕的女性如果发现自己贫血，一定要注意饮食调养，适当的饮食调整有助于改善女性的缺铁性贫血。

❤ 多吃肝脏、蛋黄、谷类等含铁的食物

如果饮食中的铁质不足就要马上补充铁剂，维生素 C 可以帮助铁质的吸收，也能帮助制造血红素。在平时的饮食中要注意均衡摄取肝脏、蛋黄、谷类等富含铁质的食物。

❤ 多吃新鲜蔬菜

很多新鲜蔬菜中含铁比较丰富，如黑木耳、黑芝麻、紫菜、荠菜、莲藕等，贫血的女性可以多吃这些蔬菜，以保证体内含铁量的正常。

喝水也是有讲究的

科学的饮水习惯有助于身体健康。在早饭前 30 分钟喝 200 毫升的 25℃ ～ 30℃白开水可以温润胃肠，使消化液得到足够的分泌，以促进食欲，刺激肠胃蠕动，防止便秘。同时注意不要等到口渴了才喝水，

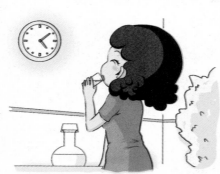

当感到口渴时说明体内水分已经失去平衡了，需要补充水分。对于准备怀孕的女性来说，应该每隔 2 小时喝一次水，每天大约喝 1600 毫升的水。

当然，也不是什么水都能喝的。有些水最好不要喝，如没有完全煮沸的水、反复煮沸的水、久沸的水、保温杯沏的茶水等。

孕前 3 个月夫妻双方都要开始补充叶酸

叶酸是在绿叶蔬菜、谷物和动物肝脏中发现的一种 B 族维生素，它能参与人体新陈代谢的全过程，是细胞增殖、组织代谢和机体发育的基础元素，是合成 DNA 的必需营养素。女性在怀孕前和孕期头 3 个月必须补充这种维生素，因为它是胎儿生长发育不可缺少的营养素。准妈妈缺乏叶酸有可能导致胎儿出生时出现低体重、唇腭裂、心脏缺陷等。

积极主动地补充叶酸是为生育健康的宝宝打好基础，但补充叶酸不能从发现怀孕的时候开始，因为叶酸在服用后至少要经过 4 周的时间才能改善体内的叶酸缺乏状态，如果在发现怀孕时才补充叶酸就有点晚了。当得知自己怀孕应该是受精后一两个月了，如果在怀孕头 3 个月内缺乏叶酸，可引起胎儿神经管发育缺陷，而导致畸形。

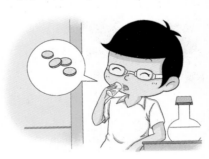

补充叶酸不单单是未准妈妈的事，未准爸爸也要摄入适当叶酸量，因为男性精子含量也与叶酸有关系。研究发现，经常服用叶酸制品，或者经常吃富含叶酸食品的男性较少出现精子异常的现象。原来男性孕前服用叶酸能保证精子的质量。如果缺乏叶酸会使男性精液浓度降低，减弱精子的活动能力。

但是，也不要盲目大量地服用叶酸制剂，因为摄入过量的叶酸也会导致某些进行性的、未知的神经损害。

有些人需要强化叶酸的补充

对于大多数人来说只要适当补充叶酸就可以，每天 400 微克，但是对于一些特殊人群来说需要强化叶酸的补充量，一些年龄超过 35 岁的未准妈妈；曾经有过一胎神经管缺陷的未准妈妈，再次发病率在 2% ~ 5%；曾有两胎同样缺陷者，概率在 30%，而患者的同胞姐妹发病概率也比正常人要大；不经常吃绿叶蔬菜和柑橘的地区或高原地区的未准妈妈；过于肥胖的未准妈妈。

补充叶酸需要注意的问题

补充叶酸很有必要，但不能盲目补充，有以下几点不能忽视：

● 从孕前 3 个月开始服用。前面已经提到叶酸在服用后至少要经过 4 周的时间才能改善体内叶酸缺乏的状态，只有在孕前 3 个月坚持服用才能达到最好的预防效果。

● 神经管畸形高发区的未准妈妈要强化叶酸的补充。我国胎儿的神经管畸形的发病情况是北方地区高于南方地区，农村高于城市。所以这些地区的未准妈妈更应该增补叶酸。

● 不要大剂量服用叶酸。对于准备怀孕的未准妈妈和已经怀孕的准妈妈来说，每日的叶酸摄取量是 400 微克，上限是 1000 微克，如果服用过多会导致不可逆的神经损害，所以要听从医生的指导，切忌自己大剂量服药。

● 从饮食中摄取富含叶酸的食物。一些动物肝脏、肾脏、绿色蔬菜、鱼、蛋、谷类、豆制品、坚果、柑橘等食物中富含叶酸，可以多进食此类食物补充叶酸。

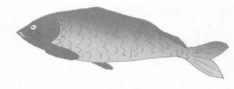

孕前 3 个月夫妻双方都要补充维生素

维生素是人体必需的营养素，它维护着身体的健康，维持着生命的延续。不同的维生素对人体也起着不同的作用，对于未准妈妈来说，维生素 A 可以维持正常视力和皮肤健康，增强对细菌的抵抗力；维生素 C 可以保护细胞组织免受氧化损伤，提高免疫力；维生素 D 可以促进钙的吸收；维生素 E 可以防止流产。如果维生素缺乏就会影响受孕和孕育健康的宝宝，所以孕前就应该补充维生素，最好在孕前 3 个月夫妻双方都积极主动地补充维生素。

不要以为只要未准妈妈补充维生素就可以了，未准爸爸也应该补充维生素。据有关研究发现，维生素 A 能使精子的活动能力增强；维生素 C 能减少精子受损的危险，提高精子的运动性；维生素 D 能提高男性的生育能力；维生素 E 能调节性腺和延长精子寿命。

除了在饮食中摄取维生素外，还可以补充复合维生素，不过无论是补充哪种维生素都最好提前咨询医生。选择合适的维生素，有利于未准爸爸和未准妈妈在孕前摄入正确的维生素，健康地受孕。

不要过量补充维生素 A 和维生素 D

维生素 A 和维生素 D 是脂溶性维生素，因为排出率不高，如果大量摄入会在体内蓄积容易引起中毒。

摄入普通食物一般不会引起维生素 A 过量，值得注意的是不要过多地摄入维生素 A 浓缩制剂或食用狗肝、熊肝或鲨鱼肝等。维生素 D 的每天补充量不要超过 20 微克，不要长期大剂量服用鱼肝油制剂等。这些营养素不是越多越好，补充过量会给身体带来负担，常见症状有头痛、食欲不振、呕吐等，这些不良反应不利于精子和卵子的形成，更加不利于受孕。

孕前应多吃排毒的食品

准备怀孕的夫妻双方最好在孕前 6 个月就要进行体内的排毒，净化自身的内环境，通过食物进行排毒，将体内的废物清除体外。可以吃以下几种排毒食品：

动物血

如猪、鸡、鸭等动物血液中的蛋白质被胃液和消化酶分解后会产生一种具有解毒和滑肠作用的物质，可与侵入人体的粉尘、有害金属元素发生化学反应，变为不易被人体吸收的废物而排出体外。

鲜果蔬汁

鲜果蔬汁中所含有的生物活性物质能阻断亚硝酸铵对机体的危害，同时也能调节血液的酸碱度，有利于排毒。

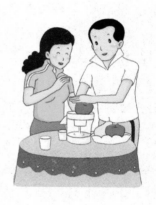

海藻类

海带、紫菜中所含的胶质能促使体内的放射性物质随粪便排出体外。

海鱼

含多种不饱和脂肪酸，能阻断人体对香烟的反应，更是补脑佳品。

韭菜

韭菜中富含挥发油、纤维素等成分，粗纤维有助于吸烟饮酒者排出毒物。

豆芽

无论是黄豆芽还是绿豆芽，都含有多种维生素，能够消除体内的致畸物质，并且能促进性激素的生成。

孕前应该多吃一些核桃

核桃营养丰富，含有较高的蛋白质、脂肪，矿物质和维生素。核桃中丰富的亚麻酸在体内能合成 DHA，是补脑、健脑的佳品；核桃中的磷脂也有增长细胞活力的作用，能增强机体抵抗力，促进造血和伤口愈合；核桃中的 B 族维生素和维生素 E 可防止细胞老化、能健脑、增强记忆力、延缓衰老等。不管是在孕前还是孕后，女性都应该多吃些核桃，在受孕后核桃中的丰富营养还能促进胎儿的血管生长和发育。

孕前应多吃抗辐射食物

不管是工作还是生活中都离不开电器，有电器的地方就会有辐射，辐射对健康受孕十分不利，未准爸爸和未准妈妈要多食用富含优质蛋白质、磷脂、B 族维生素的食物，以增强抗辐射能力，保护生殖器官的功能。

抗辐射类食物有：番茄、西瓜、红葡萄柚等红色水果；各种豆类，橄榄油、葵花子油；芥菜、卷心菜、萝卜等十字花科蔬菜和鲜枣、橘子、猕猴桃等新鲜水果；鱼肝油、动物肝脏、鸡肉、蛋黄和西兰花、胡萝卜、菠菜等；海带、龙虾、金枪鱼等海产品和大蒜、蘑菇等；绿茶、绿豆等。

孕前多吃海产品能带来好"孕"

海产品中的海参、墨鱼、章鱼中富含的精氨酸是精子形成的必要成分，一些海产品中还富含矿物质和微量元素，尤其是锌和硒对男性生殖系统的正常结构和功能的维护都有着重要作用，可以促进精子的活力。

准备怀孕的夫妻可以在孕前吃这样一些海产品：海参、虾、带鱼、鳗鱼、金枪鱼、海藻等。值得注意的是在食用这些海产品时最好不要一同食用空心菜、黄瓜等寒凉的食物。

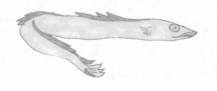
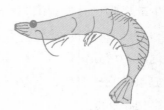

孕前要补铁

孕前进行微量元素的补充对受孕体内环境很有帮助，铁是合成血红蛋白的原料，它能在人体内储存4个月，在孕前补铁就可以为孕中大量用铁做储备，防止发生贫血。如果是缺铁性贫血不仅会头晕眼花、心悸耳鸣、失眠多梦、记忆力减退，还对受孕有很大影响。男性缺铁，精子顶体的能力就会下降，影响精子的健康，不利于受孕。

孕前要补钙

钙是人体无机离子中存在最多的一种，成人体内含钙总量约为1200毫克，其中约99%集中于骨骼和牙齿中，剩下的1%常以游离或结合的离子状态存在于细胞间液、血液和软组织中。

专家提醒孕前补钙必须要合理，不能随意、过量乱补。很多未准妈妈在孕前都有缺钙的现象，如果能从备孕阶段就开始适当补钙是最理想的。

未准妈妈在孕前必须摄取比平常多一倍的钙质，钙在人体内储存的时间较长，孕前补钙可以为孕中期的使用提供有利条件。如果男性缺钙会使精子运动迟缓，精子顶体蛋白酶的活性降低，也会影响受孕。

为了孕育健康的宝宝，孕前未准爸爸和未准妈妈最好都要补充钙质，多吃一些含钙丰富的食物，平时多晒太阳。

孕前要补锌

锌是人体内一系列生物化学反应所必需的多种酶的重要组成部分，对人体的新陈代谢活动有很大影响。正常人每天需从饮食中补充 12 ～ 16 毫克的锌，对于未准妈妈来说更需要多补充一些了，最好在 20 毫克左右。

缺锌不仅会导致味觉及食欲减退，减少营养物质的摄入，影响生长发育，对男性的生殖能力也有很大影响。锌对于男性精液起着举足轻重的作用，体内的锌不足就会使性欲降低，影响精子的数量与质量，科学研究显示，男性缺锌可能是男性不育的一个原因。

所以男性应该多吃些锌含量高的食物，如牡蛎、鸡肉、鸡蛋、鸡肝、花生、羊肉等。在吃这些食物时不要过量饮酒，以免影响锌的吸收。若严重缺锌，最好每日口服醋酸锌 50 毫克，且定期测定体内含锌量。

孕前要补硒

硒是一种人体必需的微量元素，是器官和人体组织的物质基础，广泛存在于人体组织和器官中，是维持生理功能的必需元素。硒在消除自由基、保护细胞膜、核酸、蛋白质的正常结构和功能方面起着重要的作用，也是人类胚胎发育早期的必需微量元素。

硒是影响精子产生和代谢的一系列酶的组成成分，也是对抗某些精子毒性作用的代谢元素，可以避免有害物质伤及生殖系统，可以维持精子细胞的正常形态。缺硒可导致精子生成不足，影响精子活性，使体内代谢紊乱，从而影响未准妈妈受孕。对于育龄妇女来说，缺硒除了难以受孕外，还容易引起大骨节病及克山病。

对于准备怀孕的夫妻双方来说，孕前都应该补硒，除了多吃蔬菜、水果，还应该多吃些海洋性植物，如海藻、海带、紫菜等。

孕前要补碘

碘是人体必不可少的微量元素之一，也是体内甲状腺激素合成的基本原料。未准妈妈最好在怀孕前检测尿碘水平，判断自己身体是否缺碘。如果缺碘要在孕前就补碘，因为孕前补碘比孕中补碘对宝宝脑发育的促进作用更明显，若是需要服药补碘则要在医生的指导下服用含碘酸钾的营养药。除了药物补碘外，还可以食用碘盐或富含碘的食物，比如，海带、紫菜、菠菜、芹菜、海鱼、山药等。

孕前饮食指导

不管是对男性还是女性来说，饮食都与生育能力有着密切关系，孕前3个月甚至孕前1年对饮食进行健康调整会提高受孕率，调整孕前饮食的原则就是平衡膳食，结合受孕的生理特点进行饮食安排。

♥ 热量

成人每天需要大约9200千焦的热量，但是对于准备怀孕的男性和女性来说就要适当补充热量，可以每天多补充1600千焦的热量用于消耗性生活带走的热量，同时也为受孕积蓄能量。

♥ 优质蛋白质

蛋白质是构成人的内脏与肌肉以及健脑的基本营养素，是细胞的重要组成部分，也是生成精子的重要原材料，合理补充富含优质蛋白质的食物，有利于协调男性内分泌机能以及提高精子的数量和质量。孕前每天需要摄取 60 克的优质蛋白质，以保证日后受精卵能够正常发育。如果摄入过量的优质蛋白质会破坏体内营养的均衡，造成维生素等多种物质的摄入不足，对受孕十分不利。

♥ 脂肪

脂肪是机体热量的主要来源，其所含的必需脂肪酸是构成机体细胞组织不可缺少的物质，这种必需脂肪酸是人体维持正常代谢不可缺少而自身又不能合成，或合成速度慢无法满足机体需要，必须通过食物供给。在孕前适量增加优质脂肪对怀孕很有好处。

♥ 无机盐和微量元素

人体中无机盐含量较多的有钙、镁、钾、钠、硫、氯等，其他元素如铁、铜、碘、锌、锰和硒等，由于存在量较少称之为微量元素。这些元素对构成骨骼、造血、提高智力、维持体内代谢的平衡有重要作用。

♥ 维生素

维生素是人体必需的营养素，一些未准爸爸和未准妈妈因为不正确的生活方式或饮食结构造成维生素缺乏，这会妨碍孕育高质量的宝宝。

维生素有助于精子、卵子及受精卵的发育和成长，所以在孕前 3 个月建议准备怀孕的夫妻双方最好每天都摄入适量的维生素。

孕前应多吃蔬菜和水果

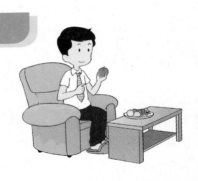

蔬菜和水果中含有丰富的维生素、矿物质和膳食纤维等，不同种类的蔬菜和水果中也含有不同的营养成分，为了能孕育出健

康的宝宝，夫妻双方可在孕前多吃不同种类的蔬菜、水果，这样也有益于不同营养的摄入。一般情况下，深颜色的蔬菜中所含的维生素含量会比浅颜色的蔬菜中的维生素含量高。一些水果中维生素和微量元素的含量不如新鲜蔬菜中的含量高，但是水果中的葡萄糖、果糖、柠檬酸、苹果酸、果胶等物质的含量要比蔬菜中的含量丰富。

孕前应常吃禽、蛋、鱼、瘦肉

禽、蛋、鱼、瘦肉等属于动物性食物，是人类优质蛋白、脂类、脂溶性维生素、B族维生素和矿物质的良好来源，也是平衡膳食的重要组成部分。这种动物性食物中蛋白质不仅含量高，而且氨基酸组成更适合人体需要，赖氨酸和蛋氨酸的含量也很高。

禽肉中蛋白质含量为 16% ～ 20%，蛋白质的氨基酸组成与鱼类相似，和人体的需要很接近，利用率也较高；蛋黄中的维生素含量也很丰富，并且种类齐全，包括了所有的 B 族维生素、维生素 A、维生素 D、维生素 E、维生素 K 和微量的维生素 C；鱼类中蛋白质的含量为 15% ～ 20%，鱼肉中也含有一定数量的维生素 A、维生素 D、维生素 E，维生素 B_2 和烟酸的含量也很高，鱼类矿物质的含量为 1% ～ 2%，其中硒和锌的含量较为丰富，钙、钠、钾、氯、镁等含量也较多；瘦肉中富含蛋白质、脂类、维生素 A、B 族维生素及铁、锌等矿物质。

建议准备怀孕的夫妻双方在孕前多吃这些食物，多补充各种营养物质也有利于受孕后准妈妈和胎儿的营养所需。

孕前应常吃奶类、豆类和豆制品

奶类是一种营养成分齐全、组成比例适宜、有助消化吸收、营养价值很高的天然食品，奶类中除了含有丰富的优质蛋白质和维生素外，钙的含量也很高。豆类和豆制品中富含优质蛋白质、不饱和脂肪酸、钙、维生素 B_1、维生素 B_2、烟酸等。这些营养物质对日后宝宝的骨骼、牙齿、肌肉、心脏和神经的发育都非常重要，所以孕前未准妈妈就应该做好这方面的营养储备，以备将来母体和胎儿的营养所需。

孕前不宜吃高脂、高糖、高盐食物

适量的脂肪能促进女性的生长发育和成熟，维持月经和生育能力。脂肪中还含有精子生成所需的脂肪酸，如果缺乏可能影响精子的生成。但是，一些高脂、高糖的食物除了会导致肥胖外，还可能使激素水平发生紊乱，引起不育。

准备怀孕的夫妻要少吃高糖的食物，尤其是未准妈妈，经常食用高糖的食物还可能引起糖代谢紊乱，甚至成为潜在的糖尿病患者。

食盐的主要成分是氯化钠，其中钠元素是人体体内不可缺少的营养素，人体需要摄入适量的钠以维持正常的生理功能。盐分的摄入量也与高血压的发病率有一定关系，如果摄入过多盐分血压也会升高，若是怀孕也容易引发妊娠高血压综合征。

为了成功孕育聪明、健康的宝宝，未准爸爸和未准妈妈在孕前最好少吃或不吃高脂、高糖、高盐的食物。

孕前不宜过多吃辛辣食物

辛辣食物会刺激人的食欲，使人胃口大开，但如果过量食用辛辣食物就会引起胃部不适、消化不良、便秘、痔疮等。孕前吃辛辣的食物会出现消化不良，影响营养吸收，一旦出现便秘、痔疮等症状，身体会不适、精神不悦等，这样对受孕也很不利。

孕前不宜吃生食

一些生的食品中往往含有微生物、寄生虫和残留农药等，这些物质会危害人体的健康，所以准备怀孕的夫妻双方都应该尽量少吃或不吃生的食品，尤其是以下几种生食更应该少吃或不吃：

♥ 生奶

一些动物的乳腺疾病、挤奶人员不洁净的手和外界不卫生环境可导致生奶中有害微生物大量生长繁殖，进而危害人体健康，影响未准妈妈的身体状况。

♥ 生鸡蛋

生鸡蛋常常被细菌污染，吃后容易引发腹泻；并且生鸡蛋的蛋白结构致密，大部分不能被人体吸收，还会引起中枢神经系统抑郁，使胃液、唾液、肠液等分泌减少，导致食欲不振、消化不良等。孕前未准妈妈最好选择煮熟后的鸡蛋食用，这样更易被吸收。

♥ 生肉

生肉中往往含有绦虫、囊虫等寄生虫，如果直接食用会使人感染疾病；一些冰冻的鱼虽然能杀死成熟的寄生虫，但是虫卵和其他一些致病微生物只有在加热烹煮后才能被杀死。所以在食用一些肉制品或者海鲜冻货时，一定要在充分加热成熟后再食用。

孕前不宜吃烟熏、腌制、酱制食品

烟熏制食品是通过木屑等材料焖烧产生的烟气，使食物干燥脱水，以提高其防腐能力。烟熏气体中含有致癌物质苯并芘，比较容易污染食品；腌制食品含盐分较高，经常食用不利于健康；酱制食品在制作中需添加亚硝酸盐以利于发色和保藏，但可引起胡萝卜素、维生素 B_1、维生素 C 和叶酸的破坏，亚硝酸盐还可转化为致癌物质亚硝胺，多食有害。

普通人都应该少吃烟熏、腌制、酱制食品，备孕的夫妻就更应该少吃这类食品了，食用过多会影响身体健康，降低受孕概率。

孕前不宜吃食品添加剂较多的食品

食品添加剂中含有人工合成的色素、香精、甜味剂、防腐剂等，过多食用可能损伤精子和卵子，受孕后还有可能影响胎儿的生长发育，甚至会造成流产、早产、死胎、胎儿畸形等。尤其是一些颜色很鲜亮的食品或饮品中很可能就是添加了大量的添加剂，经常食用会影响人体的肝脏系统和神经系统。

孕前不宜喝含咖啡因的饮品

咖啡可以帮助人提神醒脑、消除疲劳，但对于准备怀孕的夫妻双方来说就应该少饮或不饮此类饮品，因为咖啡中的咖啡因可以破坏

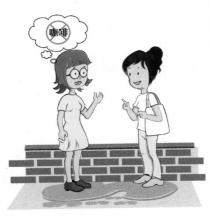

人体内 B 族维生素，导致维生素 B_1 缺乏，表现为烦躁、易疲劳、食欲不振、便秘等，严重的还可能发生多发性神经炎、心脏扩大、心跳减慢、肌肉萎缩、浮肿等。咖啡因可以改变女性体内雌孕激素的比例，间接抑制受精卵在子宫的着床和发育，还会影响男性的生育能力，如果受损的精子与卵子结合可能导致胎儿畸形或先天不足。

孕前不宜喝碳酸饮料

碳酸饮料中主要含有碳酸水、柠檬酸等酸性物质、白糖、香料等，有些碳酸饮料中还含有咖啡因、人工色素等。除了糖类能给人体补充能量外，充气的碳酸饮料中几乎不含营养素。过量地饮用碳酸饮料还可能杀伤精子，损害卵子，如果受损的精子和卵子结合了可能导致胚胎发育不足。所以，孕前最好少饮或不饮碳酸饮料。

男性孕前应少吃的食物

肥腻食物

肥腻食物易伤脾胃，脾胃运化失常又会导致精气不足、精亏血少、体虚气弱等，从而使性欲减退。过多食用油腻食物也会加重脾胃负担，酿生湿热、流注下焦、扰动精室，进而引起遗精、早泄，如果流注宗筋就会导致阳痿。

太咸的食物

医学研究证明高血压、阳痿、低睾丸激素三者之间存在密切关系。太咸的食物会伤肾，不利于助阳，使血管提前衰老，弹性减弱，导致血液充盈量下降，使得勃起硬度降低。

寒凉食物

过多食用寒凉食物会使肾阳不足，性功能减退。菱角、茭白、兔肉、猪脑、水獭肉等对性功能也极为不利，常吃会出现性功能减退或精子减少、阳痿等。

加工过的肉制品

肉类食品在加工过程中会产生多种化学物质，如果大量食用了带有多种化学物质的肉制品，就可能影响男性精子质量和数量，不利于妻子受孕。

💜 油条

　　油条中的明矾会影响生育，过多食用油条也容易导致人体内铝元素的超标，铝元素的超标又会影响睾丸生精微环境发生异常，阻碍精子的生成，导致成熟精子的数量和质量下降，进而影响生育能力。

女性孕前应少吃的食物

　　女性在怀孕前有些食物是不能多吃的，否则不利于自己的身体健康和受孕环境。

💜 胡萝卜

　　胡萝卜中含有丰富的胡萝卜素和大量的维生素 B_2、叶酸等，这些物质对身体很有益处，但过多的胡萝卜素会影响卵巢的黄体素的合成，使内分泌减少，甚至造成无月经、不排卵，严重的可能不孕。

💜 烤肉

　　烤肉中可能含有弓形虫等其他微生物细菌，如果食用了这样的肉食就可能会被感染，一旦感染将来就可能影响胎儿的正常发育。

💜 菠菜

　　菠菜的营养价值很高，但也含有丰富的铁和草酸。菠菜中的铁不能被人体吸收，草酸还会影响锌和钙的吸收。如果长期大量食用菠菜就可能导致体内锌、钙含量的不足，影响未准妈妈的身体健康。

已经很胖了，孕前该怎样摄取营养

💜 合理安排饮食

　　在膳食营养素平衡的基础上减少每日摄入的总热量，原则是低能量、低脂肪，食用优质蛋白（如鱼、鸡蛋、豆制品、鸡肉、牛奶等）。

💙 运动和锻炼

以中等或低强度运动为宜，因为机体氧耗增加，运动后数小时氧耗量仍比安静时大，而且比剧烈运动容易坚持，如快步走、慢跑、打羽毛球、打乒乓球、跳舞、游泳等。活动 30 分钟即可耗能 418 ～ 836 千焦。但是，运动要量力而行，身体不好的人可以从小运动量开始，每日 30 分钟，适应后增加到 30 ～ 60 分钟。

💙 健康饮食行为

每餐不过饱，七八成即可，不暴饮暴食，细嚼慢咽，延长进食时间，挑选低脂食品，用小餐具进食，增加满足感，按进食计划把每餐食品计划好，可少量多餐完成每日计划。

偏瘦的未准妈妈孕前如何饮食

纠正厌食、挑食、偏食习惯，减少零食；停止药物减肥；检查潜在疾病造成的营养不良，如血液病、心血管病、肾脏病、糖尿病、结核病等；检查有无营养不良性疾病，如贫血、缺钙、缺碘、维生素缺乏等，如有则需治疗相关疾病，如无明显缺乏，孕前 3 个月补充多种维生素、矿物质和叶酸；按介绍的膳食金字塔指导进食，增加碳水化合物、优质蛋白、新鲜蔬菜、水果等，脂肪按需要量摄入；禁烟酒及成瘾药物；最好 BMI 达到理想标准后再怀孕。

油脂类
25 克

奶油及奶制品 100 克
豆类及豆制品 50 克

畜禽肉类 50 ～ 100 克
鱼虾类 50 克、蛋类 25 ～ 50 克

蔬菜类 400 ～ 500 克
水果类 100 ～ 200 克

谷类 500 ～ 600 克

膳食金字塔

男性孕前要合理安排饮食

不要认为孕前只要未准妈妈合理安排饮食就行了，实际上，未准爸爸的饮食是否合理也直接影响着未来宝宝的健康。未准爸爸为了减少精子受损的危险，提高精子的活力，更要合理安排自己的饮食，做到不偏食、不挑食，不要让自己体内因为缺少某些营养物质而阻碍性腺的正常发育和精子的生成。

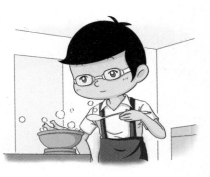

未准爸爸可以适量吃些深海鱼虾、牡蛎、大豆、鸡肉等，因为这些营养物质不仅可以促进大脑发育，还能增强体质。但注意不要摄入得过多，否则可能破坏体内营养的均衡，造成其他营养物质的摄入不足，进而影响身体健康。

未准爸爸在孕前还应该补充适量的矿物质和微量元素等其他营养物质，科学合理地安排好自己的饮食。

芝宝贝呵护 番茄汤能提高生育力

男性食用番茄汤能增加人体的番茄红素含量，从而提高生育力。

男性的五个伤精恶习

 不爱喝水

适当多喝水可以冲淡尿液，让尿液快速排出，预防结石，有利于保护肾脏。

💙 爱喝饮料

一些碳酸饮料或咖啡等饮品导致血压上升，血压过高又可能伤肾，所以少喝饮料多喝白开水，可促进体内毒素的及时排出。

💙 爱喝啤酒

大量喝啤酒会使尿酸沉积导致肾小管阻塞，造成肾脏损害。

💙 不当食用蔬菜、水果

对于有慢性肾功能障碍的未准爸爸来说，长期食用蔬菜、水果会造成他们肾功能受损，这类人群要注意适当食用蔬菜、水果，避免对肾脏造成不利影响。不喝太浓的蔬果汁、菜汤、火锅汤等。

💙 爱吃高蛋白肉类食品

优质蛋白可以促进精子的生成，但是当优质蛋白摄入过多就会影响体内其他营养的摄入，不利于妻子的受孕。

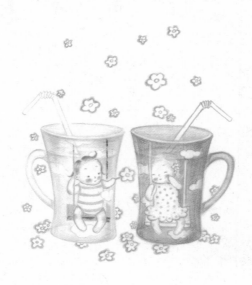

第六章

需要调整生活方式啦

　　孕前的生活方式与受孕能力、胎儿质量、优生优育有很大关系。在孕前确保有良好的生活方式，避免药物及环境污染，适当加强身体锻炼，关注自身健康，这些都能增加受孕的概率。一些不健康的生活方式可能造成月经不调或闭经，影响排卵，最终导致不孕。

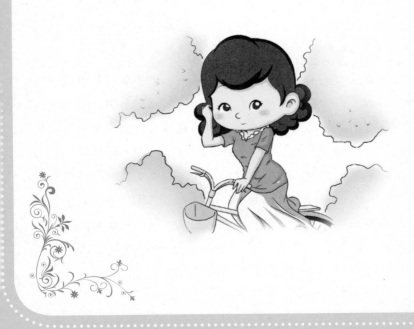

女性怀孕前应将体重调整到最佳状态

女性在怀孕前将自己的体重调整到最佳状态，对自己和宝宝的健康都有好处。

要想知道自己体重是否正常，要减肥还是增加体重，必须了解何为体重指数。体重指数（BMI），是根据体重和身高而定的衡量人的体重高低的指数，只要套用下面的公式就可以算出体重指数。

体重指数（BMI）=体重（千克）÷身高（米^2）

如果按照体重指数（BMI），分成肥胖、超重、正常和过轻四个档次的话。

体重指数（BMI）标准	
体重类型	体重指数（BMI）
肥胖	BMI ≥ 28.0
超重	24.0 ≤ BMI <28.0
正常	18.5 ≤ BMI<24.0
过轻	BMI<18.5

对于体重超过正常标准的女性，首先要排除内分泌代谢性疾病，如高脂血症等。在计划怀孕前制订一个周密的减肥计划，最好是运动减肥，并严格执行，而不要随意使用药物减肥，更不要通过限制进食来减肥。因为各类减肥药物往往是通过干扰身体的物质代谢来达到减肥的目的，这些药物也会对生殖细胞造成不良影响；禁食会使身体脂肪消耗过大，酮体增加，受孕后将对胎儿的健康发育不利。

成年女性的脂肪过度减少会造成排卵停止或症状明显的闭经。脂肪含量还会影响雌性激素水平，关系到这些雌性激素是否呈现出活力。身体过瘦时，体内的性激素失效球蛋白的含量就愈高，而这种蛋白能令雌性激素失效，从而导致女性失去怀孕能力。准备要宝宝的女性，切忌为了身材苗条而失去做妈妈的机会。

太胖或太瘦。行之有效的办法是：饮食均衡，不暴饮暴食、不刻意少吃，多进行各项有益身心的运动和锻炼，养成良好的生活习惯，这样一来，未准妈妈的体重会保持在正常水平线上，怀孕也就指日可待了。

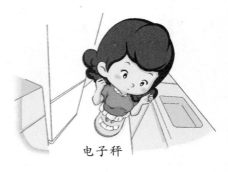

电子秤

男性在孕前不要超重

在孕前不仅女性要控制体重，男性的体重也要保持正常。如果男性超重就会造成睾丸激素水平低、精子质量差、生育能力下降。一些研究表明，肥胖不仅会导致性欲减退，还会增加发生勃起功能障碍的可能性，过度肥胖还会影响体内激素的水平，激素的变化又会向大脑发出信号，从而抑制促黄体激素和促卵泡激素的生成。肥胖能够削弱男性的生育能力，所以对于准备生育的男性来说，很有必要制订一个科学合理的食谱，并积极参加体育锻炼。

不规律的生活和工作方式可能导致不孕

一些不良的生活习惯会对怀孕造成很大的影响，因此，怀孕前生活规律是十分有必要的。

工作压力过大会引起月经不调，长期的月经不调又会导致不孕。一些繁忙的工作和不规律的生活会引起子宫内膜异位症，子宫内膜异位造成的直接后果就是干扰受精卵的顺利着床，从而引起不孕。

一些女性过早开始性生活，过多、过频地更换性伴侣，这样会使机体受太多的抗原刺激，造成机体免疫功能紊乱，增加支原体衣原体感染机会，引起宫颈疾病，这样也会造成不孕。

所以，应建立起正常的、规律的生活习惯和工作方式为怀孕做充足准备。

睡眠健康很重要

睡眠是人体自我调适的需要，在睡眠状态中大多数细胞可以得到休息，多项脏腑排毒功能和骨骼的造血功能也都是在睡眠中完成的。睡眠也可以消除白天的疲劳，使身体和大脑都得到充分休息和调整，使受损的肌肉、器官、神经细胞得以修复。同时睡眠还能增强人体对疾病的抵抗力，有益于身心健康。

计划怀孕后就不宜再熬夜了，因为熬夜有损健康，除了影响次日的精神状况，还会造成免疫力下降，降低男性精子的数量和活力，影响女性激素分泌和排卵周期。

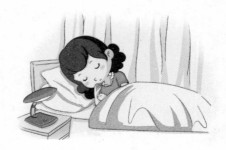

孕前不宜使用化妆品

孕前最好不要使用化妆品，化妆品中含有很多化学成分，尤其是口红、眼影、腮红、指甲油、美白霜等，这些化妆品中所含的化学成分对孕育宝宝十分不利。例如，口红中含有羊毛脂，能吸附空气中的污染物和致病菌进入女性体内并隐藏下来，对未准妈妈身体健康有害。一些化妆品的美白效果很好，殊不知，美白效果越好的化妆品含铅量可能就越多，而铅会在体内沉积，如果女性的体内含铅量过多就会导致未来宝宝易患多动症、智力低下、贫血等疾病。除了羊毛脂、铅外，很多化妆品中还含有汞、砷等其他有害元素，为了能孕育出聪明、健康的宝宝，女性在孕前最好少用化妆品。

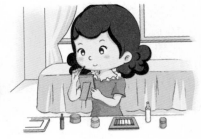

孕前不宜涂指甲油

指甲油中含有一种叫邻苯二甲酸酯的物质，也叫钛酸酯，这是一种重要的化合物，广泛用于塑料产品中，很多玩具、化妆品、油漆、墨水、医疗设备、润滑剂中也含有钛酸酯。指甲油中钛酸酯的含量很高，钛酸酯会通过呼吸系统和皮肤进入体内，长期吸收对人体健康十分不利。钛酸酯还会增加女性患乳腺癌的概率，如果怀孕还会危害胎儿，引起胎儿生殖器畸形，尤其对男胎儿的影响更大，因为钛酸酯在人体内发挥着类似雌性激素的作用，可以干扰内分泌，使男性精液量和精子量减少，精子运动能力下降，精子形态异常，严重的还会导致睾丸癌，造成男性生殖系统残疾。

孕前不宜染发或焗油

染发或是焗油能给众多女性带来自信，但同时也会给身体带来很多危害，尤其是在孕前更应该小心谨慎。

如果未准妈妈在孕前为了保持自己的良好形象一定要染发，那在染发前要先检查好头皮是否有伤口、疮疖或皮炎等，如果有这些症状就不要染发。染发后要把头皮彻底洗干净，不要用力抓挠，以免头皮破损导致中毒，

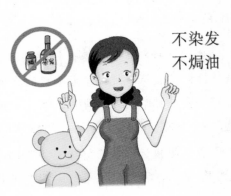

不染发
不焗油

进而影响未准妈妈身体。

虽然一些高级焗油产品能修复受损的头发，让头发变得光泽并富有弹性，但也要认真选择品质高的焗油产品，一些质量较差的焗油产品经常会发生过敏反应，里面的化学成分都有可能渗透进准妈妈身体，从而影响胎儿的身体健康。

久坐会影响未准爸妈的怀孕大计

上班族女性久坐很容易造成血液循环不畅，在月经期也会因为久坐导致经血逆流入输卵管、卵巢，引起下腹痛、腰痛，可能形成巧克力囊肿，这也是女性不孕的原因之一。此外，气滞血瘀也容易导致淋巴或血行性的栓塞，使输卵管不畅。

男性久坐会让阴囊受到压迫，出现静脉回流不畅，瘀血严重还会导致精索静脉曲张，此外，阴囊过久地被包围受压也会导致睾丸温度上升，不利于精子的生成，影响男性性功能和生育。

准备怀孕的夫妻在维持坐姿 40 分钟后应该休息 10 分钟，可以做伸展运动或是去室外呼吸新鲜空气，这样能有效改善因久坐形成的血液循环不畅。

远离毒品和成瘾性药品

吗啡、杜冷丁等成瘾性镇痛药和海洛因、摇头丸、冰毒等可造成男性精子质量下降，长期吸食海洛因的男性中约有 63% 的人性欲受到损害，其中 52% 有阳痿，大多数人射精延迟，这是因为海洛因能产生一种内分泌活性效应，可致性功能障碍。

女性吸食海洛因会导致月经失调、闭经、不孕，即使怀孕也可能引起早产、流产、死胎。血液中的毒品和成瘾性物质还可以通过胎盘进入到胎儿体内，导致胎儿对这些药物也会成瘾。

所以，准备怀孕的夫妻双方都应该远离毒品和成瘾性药品，以免对自己的身体和将来宝宝的身体不利。

孕前做好乳房检查

准备怀孕的女性最好在怀孕前做一次常规的乳房检查，因为在怀孕时体内激素的变化会促进癌细胞的加速生长，乳房的血液循环也比较丰富，容易造成肿瘤长大及加速血行性转移；乳房的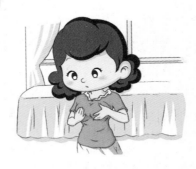淋巴循环也比较丰富，会促进早期淋巴转移。怀孕时如果准妈妈的免疫力降低，会促进肿瘤生长。而此时乳房出现的肿块会被变大的乳房掩盖，如果诊断经验不足，就很容易误诊、漏诊，所以很多情况下妊娠哺乳期患者确诊时已到了中、晚期。因此专家建议女性最好在怀孕前就先查查乳房，如果发现乳房内有肿块应尽快确诊，因为怀孕会使癌细胞快速扩散，短期内就会造成病情恶化。

孕前要注意经期保养

月经期间盆腔的血流量会增加，很多人会感到下腹发胀、下坠或胀痛；当有血块排出或大片内膜排出时，子宫还会发生强力收缩，引起剧烈腹痛，如果这些情况较为严重就会影响受孕，所以女性在月经期间要注意保养。

♥ 保持阴部清洁

月经期间经血会从阴道流出，从而破坏阴道的酸性环境，残留在阴道里和阴道外的经血有利于细菌的生长和繁殖，细菌的侵入还会感染子宫内膜创面，使子宫、盆腔发炎，影响身体健康和受孕。

保持卫生巾清洁

卫生巾的清洁也是阴部清洁的关键，卫生巾若不清洁细菌则可能侵入阴道，引发炎症。

注意洗澡卫生

经期洗澡可以采取淋浴或擦浴，不要洗盆浴，因为细菌会侵入阴道造成感染疾病；不要用热水长时间浸泡下身，会使盆腔充血，引起月经过多；也不要洗冷水澡，避免淋雨，因为月经期盆腔充血在遇到冷刺激后子宫和盆腔的血管会极度收缩，使月经量减少或停止造成月经异常。

注意劳逸结合

女性在月经期可以照常工作、学习或劳动，但不要进行重体力的劳动和剧烈的体育运动，因为这些活动会加快下腹部血液流动，引起经血过多和经期延长。

禁止性交

在经期性交可加重盆腔出血，使月经量过多，造成细菌感染，生殖器官炎症等，影响身体健康，不利于受孕。

孕前要调整避孕方法

避孕套、杀精剂、避孕棉、宫颈帽、阴道隔膜、避孕药、宫内节育器都是有效的避孕方法，但是若服用了避孕药或是使用了宫内节育器，就要让机

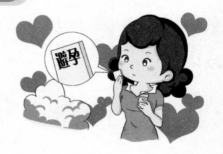

体有一个修复的过程。避孕药是影响女性自身的激素分泌,最好在备孕前 6 个月就停止服用;宫内节育器是通过刺激子宫内膜来干扰精子、卵子的正常相遇和受精卵的顺利着床,至少在备孕前 2 ～ 3 个月取出,然后采取避孕套的方式进行避孕,并且在怀孕前至少要有一次正常的月经周期。

孕前选择合适的内衣

在怀孕的准备阶段,内衣质地影响受孕的可能。一些化纤材质的内裤在走动、摩擦的时候会产生静电,引起女性体内孕激素水平降低,会使人烦躁、失眠,进而影响怀孕;对于一些化纤材质的胸罩来说,也同样有静电问题,而且化纤布中的化学纤维会进入乳腺管,使乳腺管堵塞,影响产后乳汁的分泌。所以,准备怀孕的未准爸爸和未准妈妈在选择贴身衣物时要选择质地较好的商品。

芝宝贝呵护 建议选择舒适的内衣裤

在选择内衣裤时最好选择吸水性强、透气好、弹性好的材质,如纯棉材质的内衣裤不仅贴身弹性好,而且舒适度也很高。

关心私处卫生

夫妻双方在性交前要注意性器官的卫生,以免发生炎症,不利于孕育。男性在性交前除了要清洗阴茎和阴囊表面,还要把阴茎包皮翻起冲洗龟头,因为包皮和龟头之间有一些腺体分泌物和尿混合的污垢，如果长期不清洗会造成细菌繁殖引起炎症。女性的外生殖器皱襞较多，附近除了汗腺、皮脂腺外，还有尿道、肛门，宫颈和阴道分泌物经过阴道口流出，污垢较多易产生臭味。

性生活前后不宜洗热水浴

洗热水澡能促进人体的血液循环，引起皮肤血管扩张，使血液大量积存在皮肤血管内，造成内脏器官血流量减少，这种情况在浴后要

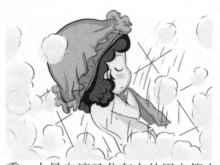

持续一段时间。若此时性交，性兴奋会促使性器官急剧充血，机体内必须紧急调动其他器官的血液来补充，这样血液循环就容易平衡失调。而在性生活达到高潮时中枢神经强烈兴奋、心跳加快、呼吸急促、心脏脑组织等重要脏器的负担加重，大量血液又分布在外周血管内，出现心、脑相对供血不足，可以诱发心肌梗死或脑血管意外。

性生活后不宜立即洗热水浴是因为，性交时流向肌肉的血液明显增多，心率加快，性交停止后这种变化仍将持续一段时间。如果立即洗热水浴，必然会向皮肤及肌肉内增加血液供应，引起其他重要器官供血量的急剧减少，轻者头晕眼花、全身无力、心慌气短，重者可诱发心肌梗死或脑血管意外。

性生活时间不宜过长

性生活时夫妻双方的性器官处于高度充血状态，会使心跳加快、血压升高、呼吸加快、全身皮肤血管扩张、排汗增加等，机体的能量消耗增加、代谢增强。如果性生活时间过长会因能量消耗过多而感到

疲劳，甚至出现精神倦怠、肌肉酸痛等不适。女性也会因为双方性器官长时间的密切接触而容易引发泌尿系统感染、月经紊乱等，男性易引发前列腺炎症等。

性生活的时间一般持续 5 ～ 15 分钟，但也要根据夫妻双方的身体状况、性生活习惯等衡量最佳的性生活时间。

养肾有益于优生

孕前养肾可使精气不断充盈、积累，肾中精华充实，有利于身体健康和精神愉悦。

因为肾经络起于足心，所以，养肾要从足部保健开始。对于准备怀孕的夫妻来说在孕前更要做好足部的保健工作，尤其是在冬季要注意足部的保暖，不要着凉，可以在睡前用温水泡脚以增强血液循环。除此之外不要憋尿，因为尿液中含有尿素、尿酸及各种有毒代谢物，这些物质如果在体内积存过多就可能对机体产生有害影响，甚至能引起膀胱炎、尿道炎等病症，不利于受孕。

养肾不仅要有良好的生活习惯，也要养成良好的饮食习惯。适量的饮水有利于体内代谢物的排泄，可以减少肾脏疾病的发生。早上起床后饮用一杯白开水可以起到冲洗脏腑的作用。除了适量饮水外，饮食上也要做到清淡，不要摄入过多盐分，否则会增加肾脏负担，容易引起心、脑、肾等疾病。也不要摄入过多的蛋白质，因为蛋白质的代谢终产物要通过肾脏，如果过多摄入了蛋白质就会加重肾脏的负担。

男性多按摩腹股沟

腹股沟是指下腹部两侧的三角区域，这个区域有腹壁形成的一个裂隙，中间有腹股沟管穿过，男性的精索就通过腹股沟管。精索中有运输精子的管道——输精管、血管、神经等。按摩腹股沟能有效地促进血液循环，改善局部的血供，进一步完善神经调控，促进精子的蠕动，对提高精子的动力与质量大有好处。

可以平卧后顺着腹股沟的方向，自下而上按摩 30 ～ 50 次，以感觉到腹股沟区稍稍发热为止，可以每周坚持 3 ～ 5 次。

孕前生活中的几个"不要等"

♥ 不要等饿了再吃饭

食物在胃里会停留 4 ～ 5 个小时，当人体感到饿的时候胃里的食物早已经排空了，这时胃黏膜就会被胃液"自我消化"，容易引发胃炎或消化道溃疡等疾病，从而减弱人体的抗病能力，影响受孕。

♥ 不要等渴了再喝水

水是维持人体生命活动正常运转和防病健身的重要物质。当人体感到口渴的时候再喝水，说明体内已经严重缺水了，不仅会使人口干舌燥、精神不振、还会使人肝肾功能下降。所以在口渴之前就应该少量多次地饮水。

♥ 不要等急了再上厕所

大小便是净化体内环境的重要方式，粪便中的毒素在肠道内停留时间过长会被重新吸收进入机体而产生毒害。排尿要及时，不要憋尿，这样可以减少尿液中有害物质对膀胱的刺激，防止膀胱癌的发生。

♥ 不要等病了再体检

不要等感到不舒服时再去体检，那时就已经晚了。一些慢性病在早期是没有任何症状的，如高血压、糖尿病、血脂异常等，越早发现就越能尽快将疾病扼杀在萌芽阶段，不要让一些原本可以避免的疾病和危险因素无声无息地走近自己。

孕前健身对女性的好处

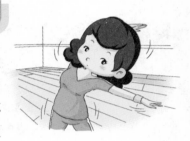

女性在孕前健身可以促进体内激素的合理调配，确保受孕时体内激素的平衡与受精卵顺利着床，还可以避免怀孕早期发生流产。一些研究证明，女性在怀孕前一年内或者孕早期积极参加适量的体育活动，发生妊娠并发症的危险性就会下降 1/3。孕前制订一个良好的健身计划可以更有效地控制体重，也可以让将来的分娩更省力。有规律的体育锻炼可以使人增加抵抗力，使肌肉变得柔韧和强壮，缓解怀孕带来的疼痛和不适。

女性在孕前的健身计划要结合自身的身体结构特点，选取一些力量小、不需要太多耐力，但柔韧性和灵活性较强的运动，如健美操、游泳、慢跑等运动。这些运动属于全身性运动，可以消耗体内过多的脂肪，有利于体形美和肌肉发育。孕前体育锻炼的时间最好控制在 15～30 分钟内，同时也要避免进行剧烈的运动，如足球、篮球等，因为这些运动在运动过程中可能对生殖器官造成损伤。

孕前健身对男性的好处

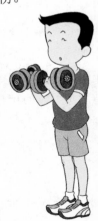

男性在孕前健身可以让自己精力充沛、代谢旺盛。增加雄性激素的分泌，加快生精过程，提高附性腺的代谢机能，促使精子细胞成熟和活力增强，为受精卵的形成提供健康的精子。

男性在孕前进行体育锻炼最好穿宽松的衣服，这样有利于散热，选取的运动项目也应以不引起疲劳为准。不管什么样的运动项目和锻炼形式，都应该循序渐进，并坚持不懈，因为机体的变化是缓慢的，也只有不断地锻炼才能使身体素质得到提高。

运动能调节受孕前的心理状态

孕前的体育锻炼除了可以提高男女双方的身体素质，还能调节一些因为精神紧张而没有怀孕的夫妻的心理。对于长期从事脑力劳动的夫妻来说，孕前的运动可以使他们的神经系统从高度紧张的状态中得到放松调节，增加睡眠、缓解紧张焦躁，从而增加受孕机会。

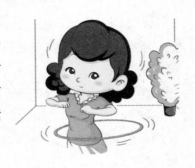

孕前宜多散步

散步是四肢自然协调的动作，可使全身关节筋骨得到适度的运动，加之轻松自如的情绪，可以使人气血流通、经络畅达。散步不仅可以健身还能防治疾病，是一种简单易行、行之有效的运动养生方法。

散步最好选择在树木较多的地方，因为这里空气清新，可以使人神清气爽。不要在车辆、行人拥挤的交通要道和杂乱噪声、众多汽车尾气的路旁散步，这对心情和呼吸都极为不利。准备怀孕的夫妻坚持散步可以使身心愉快，为健康受孕提供良好的条件。

慢跑也是一项很好的运动

慢跑是一种轻松愉快、自由自在的运动，准备怀孕的夫妻可以通过慢跑控制体重，有利于受孕优生。慢跑时最好穿着舒适而又有弹性的衣服和运动鞋袜，以免在运动中造成伤害。同时注意，慢跑时动作要自然放松，跑步的速度不宜太快，保持匀速慢跑，以自己不觉得难受、不喘粗气、不面红耳赤为宜。

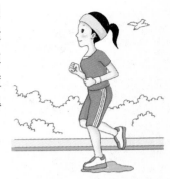

跳绳运动健身又治病

跳绳是一种有弹性的运动方式，可增强众多包括生殖器官在内的器官功能，可以强身健体、增强体质。跳绳时身体上下跳动，身体内的五脏六腑跟着抖动，子宫和其周围的韧带等组织也受到颤动按摩作用，在腹腔内的卵巢和输卵管既有规律的颤动又有拉伸等动作，具有保健的作用。跳绳还可以刺激和活跃微循环，增强新陈代谢，有益身体健康。

对于准备怀孕的女性来说，经常跳绳可以增强输卵管的蠕动，以保证精子、卵子正常受孕形成受精卵、促进激素和其他辅助生殖液体的分泌，可以防止受精卵运行不畅或不能达到子宫腔而在输卵管里着床发育，造成宫外孕。

瑜伽健身适合夫妻双方

瑜伽可以使夫妻双方平衡和协调阴阳的能量。女性体内有一组PC内部肌群，在性交过程中，PC肌群的力量和性高潮有直接的关系，加强PC肌群的锻炼会增强双方的性快感。一些瑜伽就是针对PC肌群而展开的练习。

练习瑜伽可以刺激身体的能量穴位，通过连续、有节奏的呼吸，能量在穴位间运行，一些瑜伽姿势可以反复收缩和放松性核心的肌肉区。长期进行瑜伽锻炼有助于拥有和谐的性生活，有益于受孕。

运动的注意事项

孕前的运动需要科学合理的安排，在运动中也要注意以下几项：

💗 选择适宜的环境

适宜的外部环境是运动的前提条件，因为运动时呼吸会加快，所以新鲜的空气尤为重要。运动时最好选择开阔平坦、空气清新的场地，这样才能给人体提供足够的氧气。

💗 运动前不要吃得过饱

食物在进入胃里后需要经过一段时间才能被消化吸收，如果运动前吃得过饱胃肠就会膨胀，膈运动受阻，阻碍腹式呼吸，从而影响健康。

💗 运动时不要突然停止

运动时如果突然停止下来全身的血液就不能及时回流到心脏，这样心脏给全身器官组织的供血也会突然减少，从而产生头晕、恶心、呕吐的症状，严重的还有可能休克。

第七章

疾病预防很必要

　　孕前应该让自己的身体更健康，避开严重不良因素，预防疾病的发生。每个父母都希望能生下健康的宝宝，那么孕前的疾病预防就很重要。孕前需要保持身体健康、精神饱满、心情愉快、营养充足，避免任何对生殖细胞、受精卵、胚胎有消极影响的事件发生。

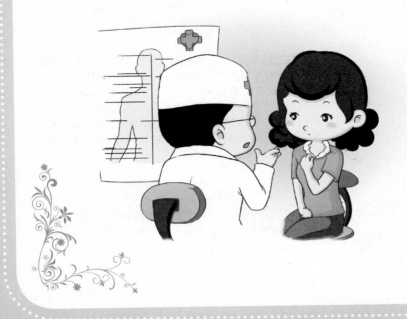

孕前检查的最佳时间

随着优生意识的加强，越来越多的夫妻在准备做父母前会想到去医院的妇产科或妇产科专科医院进行相应的孕前检查，这是很有必要的。一般情况下，医生会建议夫妻双方在孕前 3 ～ 6 个月就开始做检查。这样做无论是从营养方面，还是从接种疫苗方面，都留有相应的时间。一旦检查出有其他问题，还可以有时间进行干预治疗。

女性孕前检查的内容

准备怀孕的夫妻要意识到孕前的咨询和检查是优生优育的关键。特别在自愿进行婚检的今天，孕前检查能发现一些夫妻双方还不清楚，但有可能已经存在的对怀孕不利的问题。有些检查如在孕前没有做，在孕早期也可以补做。

孕前检查项目	检查具体内容
生殖系统检查	主要目的是了解有无生殖道炎症、肿瘤、畸形等。应做宫颈刮片检查以排除宫颈病变的可能性。另外，女性需要通过白带检查有无滴虫、霉菌、支原体、衣原体感染以及淋病等妇科炎症和性传播性疾病。做阴道检查时，多数女性不会有严重不适的感觉，检查时只要放松就不会觉得太难受。如无特殊情况，对梅毒、艾滋病、乙型肝炎、丙型肝炎等一般在孕早期通过血液进行检测
围产期感染检查	主要包括风疹、弓形虫、巨细胞病毒、单纯疱疹病毒 4 项。做静脉抽血即可查出，最好孕前 3 个月就进行检查

（续表）

肝、肾功能检查	肝功能检查除了肝功能全套外，还包括铁蛋白、胆汁酸等项目；肾功能的检查包括尿素氮、肌酐、尿酸等，是通过静脉抽血来检查的，需要孕前 3 个月就检查完毕
血、尿常规检查	血常规是为了初步了解血液方面情况，包括红细胞计数、血红蛋白含量及白细胞计数、分类及血小板计数；尿常规主要检测尿糖、尿蛋白及红、白细胞管型等，也需要怀孕前 3 个月做检查。注意尿检需留取清洁的中段尿
口腔检查	如果孕期牙痛，考虑到治疗用药对胎儿的影响，治疗很棘手，受苦的是准妈妈和胎儿，所以口腔检查是十分必要的。如果牙齿没有其他问题，只需注意牙齿清洁就可以了；如果牙齿损坏严重，就必须拔牙。最好在孕前 6 个月进行检查
妇科内分泌检查	主要是采用静脉抽血的方式。对月经不调、不孕的女性进行包括促卵泡生成激素、黄体生成激素、孕酮等 6 个项目的检查
ABO 溶血检查	采用静脉抽血的方式对丈夫血型为 A 型、B 型或 AB 型，而妻子血型为 O 型或者有不明原因流产史的女性进行包括血型和抗体滴度的检查，预防新生儿溶血症
Rh 血型不合检查	采用静脉抽血的方式检查，如果妻子 Rh 因子为阴性，丈夫为 Rh 阳性，就需要预防妈妈和胎儿 Rh 血型不合的情况。因为在这种情况下，胎儿的血型有 Rh 阳性的可能，Rh 血型不合往往可导致严重后果，如胎死宫内、新生儿溶血症等
染色体异常检查	采用静脉抽血的方式对有遗传病家族史的育龄夫妻做遗传性疾病检查

男性也要进行孕前检查

孕前检查除了要排除有遗传病家族史之外，还要排除传染病、性病，特别是梅毒、艾滋病等，虽然这些病的病原体对精子的影响现在还不明确，但是这些病原体可能通过男性传给妻子，再传给肚子里的胎儿，使宝宝出现先天性缺陷。

男性要接受详细的询问，比如，自己的直系、旁系亲属中有没有人出现过反复流产的现象，或是生过畸形儿，这些状况对于医生判断是否存在染色体疾病有很大帮助，有助于预防婴儿出生缺陷。

孕前3个月不宜接受X射线检查

女性在怀孕前3个月内不宜接受X线照射。因为医用X线的照射能杀伤人体内的生殖细胞。因此，为避免X线对下一代的影响，接受X线透视的女性，尤其是做腹部透视者，过3个月后怀孕较为安全。虽然X线每次对人体照射量很少，却能杀伤人体的生殖细胞，即使量很微小也可使卵细胞的染色体发生畸形变化或基因突变。

如果每月的月经期较预定时间来得晚，怀疑自己怀孕，而又有必要进行X线检查，此时一定要告诉医生有可能怀孕和自己有怀孕的打算。医生会告诉你可否进行X线检查。

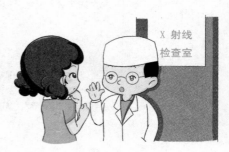

孕前忌服药物

药物既能治病也能致病，对准备要宝宝的人来说，孕前3个月要尽量避免用药，即使非用不可也要谨慎服用。因为精子的发育要经历初级精母细胞—次级精母细胞—精子细胞—精子的过程，这个过程大约要 70 天。之后的 20 天，精子会在附睾里面发育成熟。也就是说，精子的整个成熟周期大约为 3 个月。如果在这期间用药，稍有不慎，所用的药很可能是一种染色体致畸剂会使得精子发生突变。

有些女性需要长时间服用某些药物，如激素、抗生素、止吐药、抗癌药、抗精神失常药物等，都会不同程度地影响生殖细胞。卵子从初级卵细胞到成熟卵子约需 14 天，在此期间最易受药物的影响。因此，长期服药后忌急于怀孕。一般来说，如果女性在停服药物 20 天后受孕就不会影响下一代。当然有些药物影响的时间可能更长些，最好在准备怀孕时请医生指导，然后确定怀孕时间。

孕前绝对不可以服用安眠药

有些年轻人结婚后由于操劳和生活不习惯等原因，常常有失眠、乏力、头昏、目眩等症状，甚至出现精神上的疾患而影响正常的婚后生活。有的新婚夫妻靠服安眠药控制症状。这种做法是十分错误的，这不但不符合科学道理，而且有害身体。据分析，安眠药对男女双方的生理功能和生殖功能均有损害。如安定、利眠宁等，都可作用于大脑，影响脑垂体促性腺激素的分泌。男性服用安眠药可使睾丸酮生成减少，导致阳痿、遗精及性欲减退等，从而影响生育能力。女性服用安眠药则可影响下丘脑机能，引起性激素浓度的改变，表现为月经期间无高峰出现，造成月经紊乱或闭经，并引起机能障碍，从而影响受孕能力，造成暂时性不孕。

男性用药应注意

研究资料表明，在正常情况下，睾丸组织与流经睾丸的血液之间有一个防护层，医学上称为血睾屏障。这一屏障可阻止血液中某些物质进入睾丸。但是很多药物却能通过血睾屏障，并通过两种方式影响精卵健康结合。

一是干扰精子的形成。如常见的一些免疫调节剂，如环磷酰胺、长春新碱、顺铂等药物，具有很强的毒性，可直接扰乱精子 DNA 的合成，包括使遗传物质成分改变、染色体异常和精子畸形。吗啡、氯丙嗪、红霉素、利福平、解热镇痛药、环丙沙星（人工抗菌素）、酮康唑（抗霉菌药）等，可通过干扰雄激素的合成而影响精子受精能力，使精子受损，是男性不育症、女性习惯性流产的一大致病因素。

二是这些药物通过血睾屏障进入睾丸，再随睾丸产生的精液通过性生活排入阴道，经阴道黏膜吸收后进入女性血液循环，增大低体重儿、畸形胎、围产期胎儿的死亡率。

因此，在怀孕前的 2～3 个月和怀孕期，男性用药一定要小心，最好停用一切药物。如果必须用药，在用药前也要注意尽量避免服用以下药物。

● 激素类药物。雌激素、孕激素及丙酸睾丸酮等药物的应用，可抑制垂体促性腺激素分泌，进而可抑制睾丸的生精功能。

● 直接抑制生精子的药物。如二硝基吡咯类、硝基呋喃类、抗癌用的烷化剂以及新近研究从棉子中提取的棉酚等，都有强力抑制睾丸生精功能的作用。

● 影响精子成熟的药物。如抗雄激素化合物甲基氯地孕酮醋酸脂以及氯代甘油类药物的应用，虽然对睾丸精子的功能影响不大，但这些药物对睾丸生成的精子有直接作用，使精子不能成熟而失去受精能力。

● 影响射精的药物。如治疗高血压的胍乙啶等药物均可使服药者射精量减少，甚至不射精。有些药物可以抑制射精反射，使之延迟射精，例如，安宁、氯丙咪嗪等。

● 许多外用药物。如表面活性剂、有机金属化合物以及弱酸等，有直接杀灭精子的作用。若经常使用这类外用药物治疗女性生殖道疾病，如阴道内塞药等，也必然会影响生育。

女性孕前应做的防疫方案

每个准备做妈妈的女性都希望在孕育宝宝的 10 个月里平平安安，不受疾病的打扰。虽然加强锻炼、增强机体抵抗力是根本的解决之道，但针对某些传染疾病，最直接、最有效的办法就是注射疫苗。目前，我国还没有专为准备怀孕的女性设计的免疫计划。但是，未准妈妈在怀孕前最好能接种两种疫苗：一是风疹疫苗；另一个是乙肝疫苗。因为未准妈妈一旦感染上这两种疾病，病毒会垂直传播给胎儿，造成不良的甚至是严重的后果。

♥ 风疹疫苗

风疹病毒可以通过呼吸道传播，如果未准妈妈感染上风疹，在孕早期有 25% 的风疹患者会出现先兆流产、流产、胎死宫内等严重后果，也可能导致胎儿出生后出现先天性畸形，例如，先天性心脏病、先天性耳聋等。因此，最好的预防办法就是在怀孕前注射风疹疫苗。

注射时间：在孕前 3 个月之前注射，因为注射后大约需要 3 个月的时间，人体内才会产生抗体。疫苗注射有效率在 98% 左右，可以达到终身免疫。目前国内使用最多的是风疹、麻疹、腮腺炎三项疫苗，称为麻风腮疫苗，即注射一次疫苗可同时预防这 3 项疾病。如果未准妈妈对风疹病毒已经具有自然免疫力，则无须接种风疹疫苗。

♥ 乙肝疫苗

母婴垂直传播是乙型肝炎重要传播途径之一，一旦传染给孩子，他们中 85% ～ 90% 会发展成慢性乙肝病毒携带者，其中 25% 在成年后会转化成肝硬化或肝癌，因此应及早预防。

注射时间：按照 0、1、6 的程序注射。即从第一针算起，在此后 1 个月时注射第二针，在 6 个月的时候注射第三针。加上注射后产生抗体需要的时间，至少应该在孕前9个月进行注射。免疫率可达95%以上。免疫有效期在7年以上，如果有必要，可在注射疫苗后五六年时加强注射一次。一般3针注射需要4支疫苗，高危人群（身边有乙肝患者）可加大注射量，一般需要6支疫苗。

一般情况下，接种疫苗后最好间隔3～6个月再怀孕。风疹疫苗在孕前和孕后3个月都不要接种，因为接种了风疹疫苗的注射就相当于感染了一次风疹，如果受孕会对胎儿极为不利。不管是活疫苗还是死疫苗，在孕前的3个月内都不要接种，曾经有过流产史的未准妈妈更不要进行任何疫苗的接种。

芝宝贝呵护 孕前3个月之前接种疫苗

无论注射何种疫苗，都应遵循在受孕前3个月之前注射，或者在接受疫苗注射时要考虑到怀孕的问题。而且，疫苗并不是打得越多越好。坚持锻炼、增强体质才是防病、抗病的关键。

基因与遗传的关系

细胞是生命体的基本组成单位，新的生命体是从一个细胞开始的，众多的细胞（约100万亿）组成了人体中各种各样的组织结构和九大系统，行使着灵活协调人体各种功能的生理机能。细胞中与遗传有关的是细胞核，细胞核内有一种易被碱性染料染成深色的物质，叫做染色体，生物的遗传信息就贮存在染色体里面。人体的染色体有23对（46条），在染色体上载有许多决定一个人各种特点的物质，它们的名字叫基因。

基因是遗传的基本单位，它有以下几个特征：

能够"忠实地"复制自己，这意味着基因具有稳定性。如果没有这种稳定性，生物的种系就无法延续。

能够控制细胞的新陈代谢，这意味着基因是生命的最基本元素。

能够发生"突变"，也就是说基因能够使生命进化和发展。

认识我们身体的遗传物质，以便了解和掌握遗传规律，使良好的遗传物质得到"发扬"，不良的遗传物质得到"改造"和"摒弃"，这样才能孕育出理想的后代。

生男生女受哪些因素影响

在人体细胞中，有23对染色体（即人的遗传物质），其中22对是常染色体，剩下1对是性染色体。性染色体分两种，分别被称为X染色体和Y染色体，胎儿的性别就由它来决定。

这两条性染色体，一条来自妈妈，一条来自爸爸。如果两条都是X型，将来便会孕育出女孩；如果X型、Y型各一条，便会孕育出男孩。女性卵巢每个月有多个卵泡生长发育，但通常只有一个成熟卵细胞排出，并且它只含X型的性染色体。男性的睾丸不断地产生精子，这些精子可有两种类型，一种含X型、一种含Y型的性染色体，两种精子的数量是相等的。卵细胞与不同类型的精子结合，便决定了胎儿的性别。

然而精子与卵子的结合完全是随机的，并不受人们意志的支配，也和器官的功能没有联系。因此，科学而公正地说，生男生女和父母双方都不存在任何责任关系，未准爸爸和未准妈妈也不要特别在意未来宝宝的性别。

哪些外貌特征会遗传给宝宝

遗传是指通过基因的传递，使后代获得亲代的特征。但不是父母的所有外貌特征都会完全遗传给子女，有些特征是绝对的遗传，有些特征是概率很高的遗传，也有些特征是概率不高的遗传。

绝对遗传

● 肤色。肤色总是遵循父母中和色的自然法则。比如，父母皮肤较黑，绝不会有白嫩肌肤的子女；若一方黑、一方白，那么在胚胎时平均后大部分会给子女一个不白不黑的中性肤色，但也有可能更偏向于其中一方。

● 下颚。下颚的遗传是不容商量的显性遗传，即使父母任何一方有突出的大下巴，子女们常毫无例外地长着酷似的下巴，像得有些离奇。

● 双眼皮。双眼皮也属绝对遗传。大多数情况下，父亲的双眼皮会遗传给子女们，有些孩子出生时是单眼皮，到长大后又会补上像父亲那样的双眼皮。另外，大眼睛、大耳垂、高鼻梁、长睫毛，都是五官遗传时从父母那里最能得到的特征性遗传。

有半数以上概率的遗传

● 肥胖。肥胖人的子女有 53% 的机会成为大胖子，如果父母中有一方肥胖，孩子肥胖的概率便下降到 40%。这说明，胖与不胖大约有一半可以由人为因素决定，所以父母可以通过合理饮食、充分运动使自己体态匀称。

● 身高。决定身高因素的 35% 来自父亲，35% 来自母亲，另外 30% 来自于孩子本身。

● 秃头。秃头只会遗传给男孩，如果父亲是秃头遗传给儿子的概率则有 50%，就连母亲的父亲也会将自己秃头的 25% 的概率留给外孙们。

● 青春痘。如果父母双方患过青春痘，子女们患青春痘的概率将比其他人高出 20 倍。

概率不高的遗传

● 少白头。少白头属于概率较低的隐性遗传，所以不必过分担心父母的少白头会遗传给孩子。

后天可塑的遗传

● 声音。一般情况下，男孩的声音大小、高低像父亲，女孩则像母亲。但如果音质不美，多数可以通过后天的发音训练而改变。

● 腿型。腿型完全可以通过充分的锻炼而塑造，但如果是因为遗传而显得过长或太短的腿，就无法通过塑造而改变。

血型的遗传问题

人的血型基本分为 A、B、AB、O 四种类型。血型的遗传具有稳定性，因此，如果已知夫妻双方的血型，就可以推测出子女可能是哪种血型，或不可能是哪种血型。

血型除了大家熟知的 A、B、AB、O 型外，还有 MN 型、Ss 型、Qg 型和 Rh 型等。有一种比较常见的胎儿和新生儿疾病叫溶血病，是由于妈妈和子女血型不合，致使胎儿或新生儿发生溶血症。轻者发生黄疸、贫血，重者可致死胎，有的患儿遗留核黄疸，使脑神经受到损害，出现抽风并留下智力障碍。

引起母子血型不合的主要是 A、B、O 型和 Rh 型两大类，以 A、B、O 型不合为多见。Rh 血型和 A、B、O 血型不同，属于另外一种分类。

为了避免这种现象，女性最好尽早知道自己的血液是呈 Rh 阳性还是 Rh 阴性，夫妻有 Rh 型血型不合者，应在怀孕早期、中期、晚期检查母体血液的抗体值。抗体值高时，应提前做好备血，或根据情况让胎儿尽早分娩，同时预防胎儿发生溶血。

智商能遗传吗

智力的构成相当复杂，它的产生、扩充、发展、完善都离不开大脑这个物质基础，而大脑的生长发育又受先天遗传因素和后天教育（环境刺激）因素的双重影响。

此外，许多遗传病与儿童的智力发育有着明显的关系，必须予以重视，如先天愚型（又名伸舌样痴呆）。

造成宝宝智力低下的另一个原因是未准妈妈在怀孕期间患有风疹、水痘等病毒性疾病，或受到过量放射线的照射，或有妊娠期高血压疾病及其他全身性的疾病等。这些因素一方面直接造成胎儿脑发育障碍，使大脑细胞发育不完善，另一方面也影响骨髓、内分泌等系统的发育，反过来又影响脑的发育。

脾气性格会遗传吗

心理遗传学认为，孩子的性格一半来自遗传，这包括直系亲属的 DNA 遗传以及血型遗传；一半则来自后天发展，包括孩子所处的生活环境、家庭氛围、教养方式，甚至包括居住条件和饮食习惯。

如果准妈妈在孕期经常生气、发脾气，那血液中激素水平就会上升，使体内的有毒化学物质的浓度在短时间内增多，这些物质会通过血液循环很快遍及全身并通过胎盘屏障进入羊膜腔，直接在胎儿身上发生作用。所以，为了不让自己的暴脾气遗传给孩子，准妈妈在孕期最好不要生气或是发脾气。

唇腭裂可能遗传

孩子出生后，如果口唇由三片或四片组成，则称为唇裂，俗称兔唇。还有的不仅上唇裂开，上腭部也裂开，这称为腭裂。唇裂和腭裂可以单独发生，也可以同时发生；如同时发生则称为唇腭裂。腭裂俗称狼咽，有单纯软腭裂开，也有软硬腭全部裂开与鼻腔相通的。

唇腭裂是一种常见的先天性畸形，发病率为 1‰。父为患者，后代发生率 3%，母为患者，后代发生率为 14%。人类胚胎在形成的过程中，面部和口腔是有很多突起互相融合而形成的。在胚胎 4 ～ 6 周时，正是这些突起融合的时候，此时如果有不良原因影响了这些突起的融合，就会发生唇腭裂或面部的其他部位裂开。

如果夫妻两人的外观正常，但都带有致病基因，同时受不良环境因素影响，就可能生出唇腭裂的子女。发病往往是遗传因素与环境因素共同作用的结果，由于目前尚不能改变遗传因素，故应当重视环境因素。如夫妻带有相关致病基因；孕早期因营养缺乏，如维生素 A、维生素 B₂ 或叶酸等；感染病毒，如风疹病毒；准妈妈精神紧张或身体受到损伤后，可以出现应激反应而致内分泌的变化，特别是肾上腺皮质激素的变化可引起胎儿唇腭裂的发生。

遗传疾病的特点

目前已知的遗传性疾病达四千多种，一般有以下 3 个特点：

● 先天性：发病的原因是染色体数目、结构的异常或基因的突变，这种疾病在胚胎时期或胎儿发育早期已经存在，婴儿出生即已患病。

● 终身性：大多数疾病持续终身难以治愈，如先天愚型、白化症等疾病。某些疾病如果能早期诊断，及时治疗，便有缓解症状或避免发病的可能。例如，苯丙酮尿症的患儿若能在出生后 3 个月内确诊，6 岁前坚持采用低苯丙氨酸饮食，就能避免出现智力发育迟缓的现象。

● 遗传性：遗传病患者婚后生育便可将致病基因传给后代。由于致病的基因可以是显性、隐性或性连锁等，故遗传的方式也很复杂。可以是代代相传或隔几代才发病的白化病；男、女都可发病的有多发性家族性直肠息肉病、遗传性舞蹈病等。另有一种叫伴性遗传，如血友病、红绿色盲等，这种遗传性疾病的特点是传男不传女，也就是说男性发病，女性为致病基因携带者。

怎样预防遗传性疾病

为了控制或减少各种遗传病的发生率，需要注意以下几点：

● 实行优生保护法：对导致其后代发生严重的遗传性疾病概率高的人，均应避免生育。这些疾病包括先天愚型、遗传性精神病，显著的遗传性躯体疾患，如遗传性舞蹈病和白化病等。

● 避免近亲结婚：近亲结婚会增加一些遗传病的发生率，这在医学统计学上已得到证实。例如，肝豆状核变性患者，非近亲婚配后代中的发病率为 1/400 万，而表兄妹结婚者后代中的发病率为 1/64；近亲婚配所生弱智子女比非近亲婚配者要高 3.8 倍。

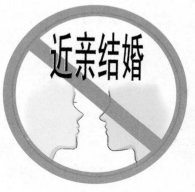

● 避免高龄生育：女性的生育年龄不宜超过 35 岁。如果女性 35 岁以上生育，要做遗传咨询。

● 产前诊断：经过遗传咨询后，对一些有指征的准妈妈做胎儿产前诊断，以了解有无先天性或遗传性疾病。常用的方法有绒毛活检染色体核型分析，羊膜腔穿刺吸取羊水做染色体核型分析、生化测定及酶检测等，还可用 B 型超声扫描及胎儿镜检查等。

不能任意进行胎儿性别鉴定

人类生男生女的规律为人类繁衍做出了最合理、最巧妙、最恰当的安排。男女出生比率一般为1.03 ：1 ～ 1.05 ：1。近年来随着科学的发展和优生工作的需要，可以通过绒毛、羊水、脐血、B超检查等方法对胎儿进行性别鉴定，为诊断性遗传病提供了科学依据。但是，有些人还是任意进行胎儿性别鉴定，这种人为造成的性别比例失调若不及时制止，必将造成长远的社会问题。

任意利用医疗技术进行胎儿性别鉴定，不但违背医德，而且也严重干扰、破坏了我国计划生育的国策。

我国《人口与计划生育法》规定：严禁利用超声技术和其他技术手段进行非医学需要的胎儿性别鉴定；严禁非医学需要的选择性别的人工终止妊娠。医学上确有需要的是指与性别有关的一类遗传病，需要进行性别诊断来避免严重遗传病患儿的出生。

利用生男生女法避免伴性遗传疾病

伴性遗传疾病就是随着父母患病不同伴随性别遗传的疾病，如果能够自由地选择生男生女就可以避免各种伴性遗传所造成的疾病。

由伴性遗传所引起的疾病有血友病、红绿色盲、夜盲症、假性肥大症、肌肉萎缩症等。这些疾病出现在男孩或女孩身上的情形不同，所以可以利用生男生女法有效避免伴性遗传疾病。

隐性遗传多数是母传子，显性遗传全为父传女。因此，要根据男性所患遗传病的种类来决定胎儿的性别。例如血友病是伴性遗传隐性疾病，如果患病男性与正常女性结婚，则所生男孩正常，所生女孩为致病基因携带者，这样的夫妇应生男孩。与隐性遗传相反，患有遗传显性疾病的男性与正常的女性结婚，所生女孩有病，男孩正常，夫妇也要生男孩，不要生女孩。

伴性遗传病的遗传是有科学规律的。为了避免出生缺陷儿的出生给家庭带来不幸，患有伴性遗传病的男性婚后想要生育，应进行遗传咨询，在医生指导下慎重选择胎儿的性别。

哪些夫妻需要进行遗传咨询

遗传咨询俗称遗传询问、遗传指导。对于有下述情况之一的，应到优生遗传咨询门诊进行咨询：

确诊为遗传病或发育畸形患者及其家庭成员；连续发生不明原因疾病的家庭成员；染色体平衡易位携带者；其他遗传病基因携带者；确诊为染色体畸变者的父母；曾生过多发畸形、智力低下患儿者；两性畸形患者；非妇科性反复流产、有习惯性流产史或不明原因的死胎史者；有致畸物质和放射物质接触史的夫妻，如放射线、同位素、铅、磷、汞等毒物或化学制剂接触者；孕早期病毒感染的准妈妈及经常接触猫、狗的准妈妈；孕期服用致畸药物的；35 岁以上的女性；血型不合的夫妻。

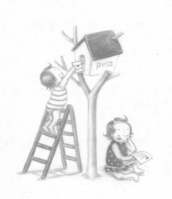

芝宝贝呵护 遗传咨询有必要

由于遗传病种类繁多，遗传方式多样，对后代的影响也不同，因此遗传病患者在考虑生育问题时，应该进行遗传咨询，在医生的指导和帮助下作出明智的选择。

第八章
一些不宜怀孕
或慎重怀孕的情况

　　每位父母都希望生一个健康又聪明的宝宝，但是对于某些人来说暂时不宜怀孕，还有些人要慎重考虑是否可以怀孕。对于身体短期内不适的人群来说不妨待身体调理好后再怀孕，对于一些有严重疾病或遗传病的人来说最好听取医生的建议后再考虑是否可以怀孕。

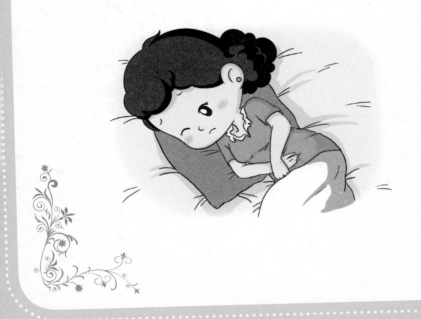

婚后忌立即怀孕

有的年轻夫妻结婚不久妻子就怀孕了，这种做法通常不予提倡。

在结婚前后，夫妻双方都为婚事尽力操劳，休息、饮食受到影响，加上精力消耗也很大，会觉得筋疲力尽。想恢复双方的身体健康状况，确实需要在婚后一段相当长的时间内才能实现。如果婚后不久，身体还未恢复就怀孕，对胎儿生长的先天条件会产生不良影响，因为从科学上看，夫妻的身体和精神状况会明显地影响精子和卵子的质量，并影响到胚胎。婚后急于怀孕对未准妈妈的身体也不利，操劳所造成的精力和身体的不佳还未恢复就很快怀孕，可谓是雪上加霜，身体健康状况会变得更坏。

旅游期间忌怀孕

旅游时生活无规律，导致精神及体力疲劳、机体抵抗力下降，从而影响精子和卵子质量。加上旅行中各地气候差别大，天气变化快，极易受凉感冒。

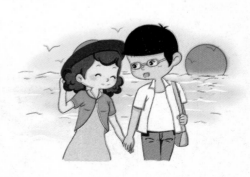

另外，身体疲劳、人群混杂、污染源较多等因素会诱发各种疾病，特别是风疹病毒，这是导致胎儿畸形的重要诱因。旅游中难免缺乏良好的洗漱、淋浴设备，这就不易保持生殖器官的清洁卫生，泌尿生殖系统感染也十分常见，这对怀孕也极为不利。旅游中吃住卫生条件也不太好，有时会发生呼吸道或消化道感染，常需应用各种抗菌药物，无论感染还是所用药物都对胎儿不利。所以，最好不要在旅游中怀孕，否则会增加流产、死胎或胎儿畸形概率。

剖宫产后忌马上再怀孕

　　有的女性第一胎进行了剖宫产，很快又怀上了第二胎，这对准妈妈的身体健康和胎儿生长很不利。剖宫产按子宫切口部位可以分为子宫体部剖宫产和子宫下段剖宫产。无论采取哪种剖宫产，再怀孕时均可能发生子宫切口破裂，造成危险。

　　一般接受过剖宫产手术的女性，如果想再次生育最好在 2 年之后再怀孕。尽管如此，在分娩时还会有子宫破裂的可能。所以，剖宫产后的女性应做好避孕准备。

取掉宫内节育器后忌立即怀孕

　　宫内节育器是许多女性采用的长效避孕措施。目前常用的节育器使用年限为 5 ～ 10 年，女性计划怀孕时可随时将节育器取出。

　　宫内节育器并不影响女性的卵巢功能，每月仍有正常的排卵，因此宫内节育器能防止子宫内的妊娠，却不能防止异位妊娠。一旦取出节育器，子宫腔的微环境即可恢复正常，随时都可以怀孕；然而因不规则出血或感染而取出节育器者，子宫腔内环境的恢复往往需要较长的时间，最好经治疗后，待月经恢复正常后再怀孕。

患有某些遗传病的夫妻不宜怀孕

　　按照优生学原则，患有下列遗传病的患者，所生子女发病危险大于 10%，在医学遗传学上属高发危险率，因此不宜生育。

💗 常染色体显性遗传病

　　如家族性高脂蛋白血症、马凡氏综合征、视网膜母细胞瘤、多发性家族性结肠息肉、胃肠息肉瘤综合征、先天性肌强直等。这类遗传病的显性致病基因在常染色体上，患者的家族中，每一代都可以出现相同病患者，且发病与性别无关，男女都可发病。患者与正常人婚配，所生子女的发病率为50%，故不宜生育。

染色体病

先天愚型等染色体病患者，所生子女发病率超过50%，同源染色体易位携带者和复杂性染色体易位患者，其所生后代均为染色体病患者，故不宜生育。

常染色体隐性遗传病

夫妻双方均患有相同的严重常染色体隐性遗传病，如苯丙酮尿症、白化病、半乳糖血症等，不宜生育，因为其所生子女肯定均为同病患者。

X连锁显性遗传病

由于患者的显性致病基因在X染色体上，所以患者中女性多于男性。女性患者的后代不论男孩还是女孩，均有50%的发病危险成为相同病患者，故不宜生育。而男性患者的后代中，女孩百分之百患病，男孩正常。

X连锁隐性遗传病

这类遗传病常见的有血友病A、血友病B和红绿色盲等。由于隐性致病基因位于X染色体上，故患者多为女性。男性患者与正常女性结婚，所生男孩全部正常，但女孩均为致病基因携带者。若女性携带者与正常男性结婚，所生子女中男孩有50%的患病可能，女孩全部正常。

多基因遗传病

躁狂或抑郁性精神病、重症先天性心脏病和原发性癫痫等多基因遗传病，发病机理复杂，遗传度较高，危害严重，患者不论男女，后代的发病危险大大超过10%，均不宜生育。

身心疲劳时不宜怀孕

人在极度疲劳时抵抗力会大大下降，血液中的各种化学物质也会发生变化，直接影响生殖细胞，尤其是男性睾丸对外界刺激很敏感，特别是劳累等刺激会大大降低精子的质量，从而阻碍优生。

酒后不宜受孕

酒的主要成分是酒精，人喝酒后酒精会进入血液并随着血液循环运行到全身，除少量通过汗液、尿液以及呼吸等排出体外，大部分都会在肝脏内进行代谢。酒精在体内达到一定浓度时，不仅会对大脑、心脏、肝脏造成损害，甚至对生殖系统也有很大危害。酒精可使生殖细胞受到损害，酒精还可以使受精卵不健全。

酒后怀孕可造成胎儿发育迟缓，反应迟钝和智力障碍，还可导致胎儿面部、骨骼、四肢和心脏等器官的畸形。妊娠期酗酒，由酒精引起的发育缺陷、个子矮小、体力、智力障碍的胎儿酒精综合征是终生不能治愈的。一些研究还发现，酗酒者比不酗酒者生出畸形儿的概率要高两倍。

早产、流产应在半年后再怀孕

出现早产及流产的女性，由于种种原因会造成机体一些器官功能的平衡被打破，出现功能紊乱，子宫等器官一时不能恢复正常，尤其是经过人工流产的女性更是如此。如果早产或流产后马上就怀孕，由于子宫等功能不健全，对胎儿十分不利，也不利于女性的身体特别是子宫的恢复。

为了使子宫等各器官组织得到充分休息，恢复原有的功能，为下一次怀孕提供良好的条件，早产及流产的女性最好过半年后再怀孕较为合适。

子宫肌瘤术后两年内不宜怀孕

子宫肌瘤是女性生殖器中最常见的一种良性肿瘤，在育龄妇女中的发病率很高。在行肌瘤剔除术后子宫上会有剔除肌瘤的瘢痕，有的肌瘤较大、较深，经剔除后就如同做了剖宫产一样。在手术后不久不能怀孕，因为子宫需有一定的恢复过程，如果伤口尚未充分愈合就怀孕，就会有发生子宫破裂的危险。一旦发生子宫破裂可能导致准妈妈、胎儿的死亡，所以在子宫肌瘤挖除术后要避孕两年以上再怀孕。

葡萄胎治愈后两年内不宜怀孕

葡萄胎常见于怀孕 8 ～ 19 周，是组成胎盘的绒毛反常增加变成葡萄状的囊泡，子宫有急速变大并开始出血的不正常现象。

葡萄胎最可怕的是反常增殖的胎盘绒毛会破坏子宫肌层，到达腹腔之内。症状恶化后即成绒毛膜癌，还会扩散至血管、肺、肝、脑等各处，甚至危及准妈妈生命。

一旦感染此病，在实施刮除术后，还需分析尿中激素，测量基础体温，进行胸部 X 光检查，遵照医师指示，实施两年的追踪检查。

宫外孕治愈后半年内不宜怀孕

宫外孕就是受精卵在子宫腔以外的某些地方着床，其主要原因是输卵管狭窄或功能不全，从而使受精卵不能进入子宫腔。如果发生宫外孕，准妈妈一般会出现停经、阴道流血、腹痛下坠等典型症状，需要到医院进行检查治疗。

由于宫外孕的症状与某些疾病的症状相类似，因此应注意鉴别。

宫外孕

出现停经、阴道流血、腹痛下坠等典型症状，如果出现内出血，还会伴有恶心、呕吐、头晕、出汗、面色苍白或有便意等症状。

阑尾炎

产生的疼痛是从上腹部开始，逐渐移至右下腹，可伴有发热。

胆石症

有胆结石病史，而且多是右上腹痛。

肠扭转

突然出现腹痛、腹胀。

肠套叠

阵发性剧烈腹痛，而且常会大便带血。

多次人工流产后再怀孕应慎重

人工流产属于强行终止妊娠，会使激素水平骤然降低，让刚刚发育的乳腺突然停止生长，容易诱发乳腺疾病。

多次做人工流产的女性还很容易造成宫颈或宫腔粘连，由于反复地吸刮宫腔，会损伤宫颈管内膜及子宫内膜底层，子宫内膜底层反复受到损伤还会失去再生能力，影响月经，并且在愈合过程中容易发生宫颈或宫腔粘连，这对以后的怀孕十分不利。多次做人工流产还会增加月经不调、流产不全、出血、感染及脏器损伤的概率，这些都不利于女性的受孕。

患习惯性流产的女性再次怀孕应慎重

连续发生3次以上自然流产就称为习惯性流产。这种流产每次都发生在同一个妊娠月份，主要是由夫妻双方染色体异常、母体的黄体功能不全或母体子宫发育不良、子宫畸形、子宫肌瘤等引起，在多次不明原因流产后夫妻双方应一起到医院做如下检查，找出流产原因，及早对症治疗。

全身性检查：了解双方的基本健康状况，判断是否患有糖尿病、贫血、甲状腺疾病、慢性肾炎、高血压等疾病。

染色体检查：夫妇一方染色体异常可引起胚胎染色体异常。

妇科检查：检查是否存在子宫畸形，比如，双子宫、单角子宫、子宫腔粘连等，子宫是否长肌瘤，这些因素都会影响胚胎的着床，因而发生流产。

卵巢功能测定：如检测体内雌激素水平，或测定基础体温。

一旦查明流产原因，则应针对性地进行治疗。若是夫妇双方染色体异常所致，则要避免怀孕，如果已经怀孕应立即给胎儿做检查，如有异常必须终止妊娠；黄体功能不全或患有全身性疾病的准妈妈，应在医生指导下做孕激素和所患疾病的治疗；子宫畸形的应先做矫正手术，然后再怀孕。

曾患过乳腺癌的女性预后可以怀孕

乳腺癌术后怀孕与不怀孕的女性在预后上没有什么差别，因此，对于一些曾经做过乳腺癌手术，并且希望生育的女性来说，应该根据肿瘤的病理类型、病程早晚、转移情况及全身的整体情况，综合分析并由医生给出建议自己是否可以怀孕。怀孕时间最早也应选在手术治疗两年后。

贫血要在孕前治疗

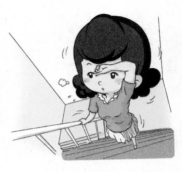

贫血是一种女性常见病。平时可能有头晕，尤其是站起来时头发晕、头痛等症状。严重贫血不仅对准妈妈本身有影响，而且对胎儿发育也有不利影响。可以多食用豆制品、猪肝、猪肉松、河蟹、蛤蜊、芝麻酱、海带、木耳等含铁量高的食物，或服用铁剂，从而缓解这种症状。

患有心脏病的女性应根据病情决定能否怀孕

患心脏病的女性是否可以怀孕，要咨询医生才能确定。心脏病的严重程度可以依心功能的分级来衡量。心功能分为四级。

Ⅰ级：患者能胜任一般的体力劳动，如行走及日常体力活动。

Ⅱ级：对一般体力活动略受限制，休息时舒适如常，但在日常体力活动或操作时即感疲劳、心慌和气急。

Ⅲ级：对一般体力活动明显受限制，休息时虽无不适，但稍加活动即感疲劳、心慌、胸闷或有轻度心衰现象。

Ⅳ级：做任何轻微活动时即感不适，休息时仍有心慌、气急或有明显的心衰现象。

心脏病患者有下列情况之一者均不宜怀孕：

心功能Ⅲ级或Ⅲ级以上。

风湿性心脏病伴有房颤或心率快、难于控制。

心脏有明显扩大或曾有脑栓塞而恢复不全。

有心衰病史或伴有慢性肾炎、肺结核。

严重的二尖瓣狭窄伴有肺动脉高压的风湿性心脏病、心脏畸形较严重或有明显紫绀的先天性心脏病而未进行手术。

心功能为 I ～ II 级的心脏病患者虽然可以怀孕。但要加强产前检查，严密观察心脏功能，预防感冒，谨防心衰发生。孕晚期应住院待产。

若经医生检查，心脏功能不能胜任的，则坚决不能怀孕，已经怀孕，如病情许可则可继续怀孕，但应注意心力衰竭的发生，定期找医生检查和治疗。

心脏瓣膜置换术后应根据病情决定能否怀孕

由于怀孕可使心脏增加 30％～ 45％的负担，因此，心脏瓣膜置换手术后是否可以生育取决于术后心功能状况。

心功能 I 级者：可以怀孕。

心功能 II 级者：应慎重考虑是否怀孕，怀孕后密切观察，如出现心脏负担过重现象，则应终止妊娠，以免发生心力衰竭。

心功能 III ～ IV 级者：应实行避孕或绝育措施。

由于一些常用口服抗凝药物有时可引起胎儿畸形，因此，怀孕后应加强对胎儿的监测。另外，口服避孕药、雌激素可对抗抗凝药物的作用，服用时应加强抗凝监测。

患有乙肝的夫妻不宜怀孕

若是妈妈感染了乙肝病毒，就会使血液中呈现出表面抗原、e 抗原阳性。抗原阳性尤其是 e 抗原阳性，表示病毒在身体内的各种体液中存在，如血液、汗液、唾液及乳汁，并在体内进行了复制。由于有胎盘屏障的阻挡，妈妈与宝宝的血液不能直接交流，因此，乙肝母子间的传播很少通过这种方式，而主要是在分娩过程中，胎儿吞咽或吸入了妈妈的血液、黏液、羊水等才被感染上的，这样的胎儿几乎95%都有可能被传染上乙肝。由于这种传染方式是由妈妈直接传播给孩子的，这就是人们所俗称的母婴垂直传播。

然而，最新研究指出乙肝不仅可母婴传播，还可造成父婴传播。男性如何把乙肝病毒传播到宝宝体内？

这些病毒存在于精子头部的细胞浆中，并且在此进行繁殖和复制。当男性的精子进入准妈妈体内时，病毒可凭借精卵结合之际"混"进卵子中。精子和没有被乙肝病毒感染的卵子结合后形成受精卵，乙肝病毒会一直"赖"在那里，不断地在受精卵中增殖复制、分裂发育，一代又一代地进行，使胎儿成为乙肝患者或病毒携带者，直至出世。由此，形成了子宫内感染，即父婴垂直传播。

乙肝病毒携带者孕前怎样做可以生育健康宝宝

乙肝病毒携带者虽然不是乙肝患者，但是由于他们体内具有乙肝病毒，因此如果要生出健康的宝宝，乙肝病毒携带者在计划怀孕前，就必须到正规的医院进行一次全面的肝功能检查和病毒检测，查明自己体内的肝细胞受损程度，检查病毒的复制情况。一般而言，如果乙肝病毒携带者的肝功能正常，而病毒的复制水平较低是完全可以进行生育的。

如果乙肝病毒携带患者已经怀孕，在怀孕期间也要做好预防措施，切实阻断母婴传播；而对于肝功能异常的女性乙肝病毒携带者，要提早积极进行诊断和治疗，等肝功能的各项指标都恢复到正常值之后的1～2年再生育。

患有癫痫的女性不宜怀孕

癫痫分为继发性癫痫和原发性癫痫。继发性癫痫是继发于脑外伤、脑炎后遗症、脑内血管性病变或占位性病变；原发性癫痫是一些发病原因不明的癫痫。如果女性在孕前有癫痫史，很可能因为妊娠而停用或减量使用抗癫痫药物，容易引起癫痫持续发作，可能造成胎儿缺氧、窒息而发生流产或早产。

继发性癫痫不会遗传，在治愈后可以怀孕；原发性癫痫有一部分明显的遗传性，其婴儿发病率在 4% 左右，所以一些原发性癫痫患者最好不要怀孕。

性病患者不宜怀孕

性病的主要传播途径是性接触，此类病对母婴都有一定危害，特别是胎儿，所以必须治好性病后再怀孕：

梅毒

梅毒是由梅毒螺旋体感染人体而发生的常见性传播疾病，由梅毒导致的慢性传染病，其螺旋体可以通过胎盘、脐带传染给胎儿，使胎儿发生梅毒性病变，造成流产、早产、死胎。

淋病

淋病是因淋病双球菌造成的，女士患病后淋病双球菌可侵犯阴道、子宫颈、子宫内膜、输卵管而引起一系列的炎症反应。有淋病性阴道炎的女性，在分娩过程中，宝宝通过产道时会被感染，发生淋菌性眼结膜炎，称脓漏眼，如不及早治疗或者治疗不当，可造成失明。

尖锐湿疣

尖锐湿疣是因人乳头瘤病毒感染所导致。多发生在大阴唇、小阴唇、肛门、会阴部，严重时可波及阴道、宫颈、尿道等处。假如准妈妈在阴道内或者阴道口发生尖锐湿疣，分娩时新生儿就可能被感染，以至孩子出生后不久就能发现其会阴处有尖锐湿疣的症状。

如果在妊娠前患有以上疾病，要等彻底治好后再妊娠。

患有高血压的女性应根据情况决定是否可以怀孕

高血压病也是危害准妈妈和胎儿健康的一种常见病。对准妈妈可造成肾脏损害、中风；对胎儿来说，妈妈的血压高使胎盘血流量降低，导致宫内发育迟缓或胎儿过小。

如果未准妈妈在孕前患有高血压病，怀孕期间就要密切注意血压。必要时应在家中经常测血压。某些高血压病的治疗措施对怀孕无害，另一些则不然。切记绝对不要擅自停药或减量，这十分危险！如果准备怀孕，未准妈妈要向医生咨询用药的安全性问题。

如果血压只是轻度升高，在医生的建议下适当注意休息，低盐饮食，进行药物调整，待血压恢复正常范围后还是可以怀孕的。如果高血压病已经持续一段时间，并且产生了一些并发症就要暂缓怀孕，密切监测身体状况，待血压及并发症控制后再考虑怀孕。

患有哮喘的女性应根据情况决定是否可以怀孕

很难预计怀孕对哮喘会有什么影响。据调查，约半数哮喘的准妈妈其症状无明显变化。约25%的准妈妈在孕期哮喘有所好转，另

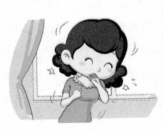

外25%则恰恰相反，哮喘在孕期会加重。大部分哮喘的治疗措施对怀孕无害，最好请教一下医生。多数哮喘患者清楚引起自己哮喘的原因，所以怀孕时要避开这些东西，在怀孕前应争取使哮喘得到

良好控制。

患有肾炎的女性不宜怀孕

女性在怀孕后体内的血容量比怀孕前约增加 1/3 以上。由于血容量增加，通过肾脏的血流量也相应增加，因而女性怀孕后肾脏负担加重。女性患肾炎而未彻底治疗，症状未完全缓解或伴有高血压和蛋白尿者，怀孕会导致肾小球病变加重，甚至诱发肾衰竭。孕晚期，若并发妊娠期高血压疾病还可以进一步加重肾脏的损害，并损伤胎盘功能，导致胎儿窘迫、生长受限、早产、死胎等。

有糖尿病的女性应在血糖控制平稳正常后再怀孕

糖尿病是会给怀孕带来严重影响的疾病，糖尿病还可能增加流产、死胎及先天缺陷的概率。如果在孕期有效地控制好血糖病，这些风险就会大大降低。如果糖尿病没有得到控制就怀孕，准妈妈和胎儿都会有危险。多数医生建议，至少在糖尿病得到良好控制 2 ～ 3 个月之后再怀孕，这样可使流产等危险降至最小。

类风湿患者活动期不宜怀孕

患有类风湿性关节炎的女性，在类风湿活动期不宜怀孕，因为怀孕会加重类风湿病的病情。而且，一些治疗类风湿的药物还会对胎儿造成不良影响，引起胎儿畸形。有些患者日常生活不能自理，需要他人帮助，在怀孕后生活会更加不便。所以建议患者最好在康复后经过一年休整，无病情反复发作时再怀孕，怀孕时间可以根据个人的具体情况和主治医生的意见而定。

痔疮要在孕前治疗

痔疮是最常见的影响人类健康的疾病之一，痔疮易于发病有其解剖和生理方面的基础。

由于直肠的静脉无防止血液回流的瓣膜——静脉瓣，血液易瘀积而使静脉扩张，并且直肠静脉的壁薄、位浅，末端的直肠黏膜下组织又松弛，均易导致静脉扩张。此外由于习惯性便秘、怀孕、前列腺肥大及盆腔内有巨大肿瘤等，都使直肠静脉血液回流发生障碍，从而形成痔疮。

女性由于怀孕，机体分泌的激素易使血管壁的平滑肌松弛，增大的子宫压迫直肠，使肛静脉和直肠静脉回流受阻，这样会使怀孕的女性原有的痔疮严重或出现新的痔疮。因此如果原来有痔疮的女性，在怀孕前应积极治疗。

习惯性便秘应在孕前纠正

有习惯性便秘的女性在孕前要纠正，一旦怀孕还会加重便秘的程度，准妈妈会在孕早期感到腹胀不适，大便时增加腹压易引起子宫收缩，严重导致流产、早产。大便时蹲坐时间过长，准妈妈体位改变会导致体位性低血压，出现晕厥现象。如果合并胎盘低置或盆腔肿物，腹压的增加可以导致阴道出血，盆腔肿物扭转引起腹痛等。

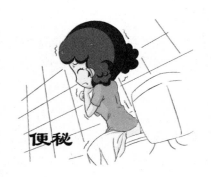

有习惯性便秘的女性除加强体育锻炼和多吃新鲜蔬菜水果外，可用常见食物作食疗，如红薯、芝麻、韭菜等。

恶性肿瘤患者不宜怀孕

肿瘤一般分为良性肿瘤和恶性肿瘤。良性肿瘤如果不生长在生殖系统上，一般不影响妊娠，但如果生长在生殖系统上，就要根据肿瘤的大小、位置考虑是否可以妊娠。

妇科生殖系统的良性肿瘤，一般以子宫肌瘤和卵巢肿瘤（卵巢囊肿、卵巢畸胎瘤等）为多见，如果这类肿瘤体积小并不影响妊娠，但应在医生的监护和指导下按期进行产科检查。

恶性肿瘤可发生在身体的许多部位。虽然大多数恶性肿瘤不会由母体直接转移给胎儿，但由于恶性肿瘤是严重的消耗性疾病，准妈妈患有恶性肿瘤时无法负担整个妊娠期对胎儿的营养供应，甚至加重准妈妈自身的病情。因此，恶性肿瘤患者不宜怀孕，如果恶性肿瘤患者已经怀孕应当根据情况终止妊娠。

患有轻症甲亢可以怀孕

一般而言，轻症甲亢患者在经过治疗后能很好控制病情的可以怀孕，在产科及内科医师的监护下大多可安全妊娠。重症和不易控制病情的甲亢患者怀孕后，母体和胎儿的合并症则较多。

正在患甲亢的女性最好不要急于怀孕，以免对自己和胎儿造成不良影响。如果已经怀孕应去医院就诊，由医生根据准妈妈甲亢病情的轻重，决定是否需要终止妊娠。

甲亢是一种高代谢的消耗性疾病，严重甲亢病患者往往极度消瘦，如果此时怀孕，会给患甲亢的准妈妈加重负担，使病情加重，即使用药也难以控制。另外胎儿的发育得不到充足的营养，药物对胎儿也有一定影响，所以，患有甲亢的准妈妈易发生流产、胎死宫内或早产。

患红斑狼疮的女性不宜怀孕

系统性红斑狼疮（简称 SLE）是一种弥漫性、全身性自身免疫病，主要累及皮肤黏膜、骨骼肌肉、肾脏及中枢神经系统，同时还可累及肺、心脏、血液等多个器官和系统，有多种临床表现。红斑狼疮一般多发生于育龄女性，尤以 20～30 岁女性为多见。系统性红斑狼疮怀孕、分娩可以影响 SLE 的自然病程。一般认为，SLE 患者有 20%～40% 在怀孕期间病情会恶化。在未经治疗及活动期，孕早期易发生流产，孕晚期及产后易使 SLE 患者病情加重。过去曾将 SLE 作为怀孕禁忌，随着对妊娠合并 SLE 研究的进展，目前很多学者认为 SLE 患者可以怀孕，条件为：

病情控制一年以后，即已停用激素一年以上。

SLE 属于控制期，患者仍在服用强的松，但每日仅为 5～15 毫克，基本上无 SLE 活动表现。

怀孕初次发病。

如已伴有狼疮性肾炎，肾脏已被累及，应待肾功能及所有活动期指标得到理想控制后两年，且无其他严重器官病变时再考虑怀孕。

SLE 患者怀孕后，应在相关专科医院进行孕期检查，密切注意病情发展与胎儿的发育情况，以确保母子平安。

患有妇科疾病应在治愈后再怀孕

女性在患有盆腔炎、宫颈糜烂等妇科疾病时，要在疾病治愈后再考虑怀孕，因为一些妇科疾病不仅会影响女性的身体健康，还会影响受孕的可能。

盆腔炎可能导致女性不孕。女性的盆腔内子宫、输卵管及卵巢或其周围的组织，包括盆腔内腹膜，任何一处发生炎症时均可称为盆腔炎。盆腔炎可以由外生殖器的炎症向上蔓延而来，也可由邻近器官的炎症或身体其他部位的感染传播引起。盆腔炎可分为急性和慢性，急性盆腔炎起病急，一般有明显的发病原因，若及时治疗可以治愈。若是急性盆腔炎未能彻底治疗就会转变成慢性盆腔炎，但更多的是由于起病缓慢，病情较轻未引起注意，形成慢性盆腔炎的。慢性盆腔可能造成女性不孕。

宫颈糜烂是妇科疾病中最常见的一种，临床上常根据糜烂面积将其分为轻（Ⅰ度）、中（Ⅱ度）、重（Ⅲ度）三类。凡糜烂面积占子宫颈总面积小于 1/3 者为轻度宫颈糜烂；糜烂面积占子宫颈的 1/3 ～ 2/3 者为中度宫颈糜烂；糜烂面积超过子宫颈总面积 2/3 以上的为重度宫颈糜烂。轻度宫颈糜烂，因炎症较轻通常不会影响受孕。但如果是中度或重度宫颈糜烂，宫颈分泌物就会明显增多，质地黏稠，并含有大量白细胞，这对精子的活动度会产生不利影响，同时可妨碍精子进入宫腔，从而影响受孕，即使受孕也很容易导致流产。

所以，不管是患有哪种妇科疾病，都要在疾病治愈后再考虑怀孕。

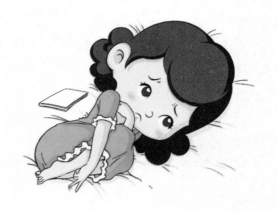

第九章

不可不知的胎教知识

　　真正的胎教并非是从怀孕后才开始的，而应始于怀孕前，孕前夫妻两人在身体和心理上所做的准备才是胎教真正的开端。孩子的智商和胎教息息相关，科学有效的胎教有助于未来宝宝的聪明健康。

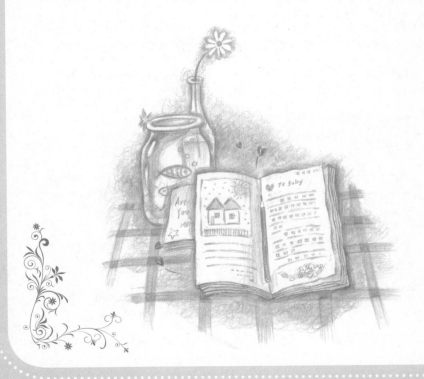

什么是胎教

胎教分为广义胎教和狭义胎教。

♥ 广义胎教

指为了促进胎儿生理上和心理上的健康发育成长，同时确保孕产妇能够顺利地度过孕产期所采取的精神、饮食、环境、劳逸等各方面的保健措施。因为没有健康的妈妈，也不会生出强壮的宝宝。有人也把广义胎教称为间接胎教。

♥ 狭义胎教

根据胎儿各感觉器官发育成长的实际情况，有针对性地、积极主动地给予适当合理的信息刺激，使胎儿建立起条件反射，进而促进其躯体运动机能、感官机能及神经系统机能的成熟。目前人们从全新角度看待胎教：胎儿在准妈妈腹中接受"硬件"和"软件"升级的过程中，如果能够持续接受具有一定积极意义的刺激，那么将来宝宝出生后就可能脱颖而出。狭义胎教亦可称为直接胎教。

胎教是以临床优生学与环境优生学相结合的具体措施。

胎教的重要性

从某种意义上说，比起出生后10年的教育，10个月的胎教更加重要。也就是说，比起孩子出生之后接受的智力开发、英才培养等系统教育，腹中10个月所受到的胎教也相当重要。

如今，很多准爸妈都相信有效的胎教可以生出聪明又健康的孩子，并把此当做进行胎教的核心理由。大量研究成果证明，胎教是有科学根据的。英国著名生物医学博士诺塔尼茨指出：孩子后天的肥胖症、糖尿病、癌症和心脏病等各种疾病与胎内环境有关。由此我们可以得出结论，没有任何东西可以取代胎儿时期对人一生的健康所起到的重大的、决定性的影响。

我们应当清楚地意识到，一旦错过胎教的好时机就再也没有挽回的可能了，毕竟孩子的出生是一个不可逆转的事实。但怀孕后才开始胎教并不是十分正确的做法，只有从制订怀孕计划时做出胎教计划，才能使胎教获得最真实、最明显的效果。

胎教应该从备孕开始

如果想进行比较正规的胎教，就应该从怀孕之前开始准备。如果胎教进行得比较晚，就很可能错过进行早期胎教的重要时机。

无论是传统胎教还是现代胎教都反复强调"胎教不是一门生产技术，而是一种心理准备和生活态度"。胎教之所以要比怀孕更早地进行，是因为良好的心理准备和生活态度不是一朝一夕就可以养成的。夫妻开始积极进行怀孕的准备，从胎教的角度来看，这就是一个最好的开端。

孕前制订胎教计划

为了生出健康聪明的孩子，夫妻二人在怀孕之前制订周详的胎教计划是相当有必要的。

❤ 事先学习胎教方法、怀孕和生育的相关知识

妻子怀孕可能是夫妻人生的一个转折点，怀孕的那一刻让自己开始了一种崭新的生活。孩子的出生对自己而言是巨大的幸福，同时也是沉甸甸的责任。因此，不应当无知地迎接孩子的到来，而应该先将该学会的全部学会，这也是对孩子负责任的一种表现。

读一读关于怀孕知识、生育知识和胎教方法的书籍，常去社区中心、医院和幼教中心听一听相关的讲座，或者通过互联网参读别

人的育儿日记、生产日记和胎教经验谈……

如果能为将要到来的孩子提前进行学习，准爸妈们就能体会到胎教的极其重要性、胎教可以以什么方式进行，以及怎样做好生产准备。夫妻一起学习还能加深两人之间的感情，这种情感将自然而然地延续到即将出生的孩子身上。

压力会严重影响精子和卵子的健康与活力

万病的根源都是压力。尽管我们说压力在某种程度上是动力，但如果压力过大就很容易成为致病的诱因。承受各种压力的同时身心会变得非常虚弱，患上疾病的概率则会大幅提升，随之内分泌逐渐失调，正常排卵受到影响，受孕也就可能因此遇到障碍。

胎教的根本是让准妈妈保持安定的心态，从而改善宫内环境，受孕胎教也是如此，也是让妻子的内心达到安定的状态。实际上，如果内心有所不安或是受到了压力，人的体液和血液就会变得更具有酸性，这一变化就有可能妨碍精子和卵子的正常接触。

夫妻二人经常一起度过美好时光

有人说爱情需要表达出来才会更加美好，那么丈夫和妻子就应该常常表达彼此之间的爱意，这样一来夫妻之间的矛盾也就自然减少了。

生活在一切都忙碌运转的时代，夫妻两人共度的时光少之又少。受孕胎教的真谛就是让夫妻双方的身心达到良好的状态，然后孕育生命，两人在一起度过的美好时光越多，他们之间的爱情就会越加深笃。

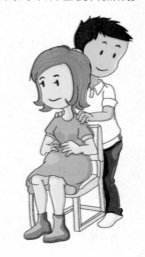

夫妻有共同关心的话题是一件再好不过的事情。养几盆花草，读相同的书籍并进行谈论，或者共同旅行、欣赏音乐……这些都是值得采用的方法。

💙 为孕前胎教做好准备

怀孕前做好为人父、为人母的心理准备，丈夫和妻子相敬相爱，在确定完整的怀孕计划之后，竭尽全力地创造让健康的精子和卵子相遇的良好条件。并且开始准备孕期将要用到的胎教用品。需要购买能够使人产生联想和希望的色彩鲜艳的图书，虽然怀孕后期才会用到文字卡片和数字卡片，但也可以把它们事先做好并保存起来。最好制成两套，写上从 1 ～ 10 这 10 个数字的卡片，并在另外几张卡片上画出"+"、"－"、"＝"等数学符号。制作的材料最好选用白色的卡片纸，并将不同的颜色搭配起来在纸上写字，争取达到一目了然的效果。文字卡片的制作要点也与之相类似。

芝宝贝呵护 胎教法精华

为了健康的孩子而应遵循的 10 条法则：

1. 禁止吸烟、饮酒等会对胎儿产生害处的行为。
2. 学习胎教方法。
3. 夫妻之间不要争吵，时常共度美好时光。
4. 避免过度节食。
5. 在遗传问题方面听取专家的意见。
6. 设想怀孕以后可能遇到的困难和负担。
7. 坚持不懈地运动以增强体力。
8. 和专业医师讨论家庭计划、避孕方法和现在的健康状况等事项。
9. 均衡摄取各种营养。
10. 保持生活作息规律。

谁是胎教的主角

母体既是胎儿赖以生存的物质基础，又是胎教的主体。一方面，母体为胎儿的生长发育提供了一切必要的条件，母体的身体素质和营养状况直接关系到胎儿的体质健康；另一方面，准妈妈的文化修养、心理卫生情况又不可避免地在胎儿幼小的心灵中打下深深的烙印，对其精神世界产生不可低估的影响。因此，孩子生命中第一任老师的重要角色责无旁贷地落在了妈妈的身上。

一般情况下，从发现自己的腹内已萌发出一个小生命开始，多数准妈妈便意识到保护和培养这一幼小生命的责任感和使命感。她努力捕捉来自宫内的任何一点细小的信号，自然而然地开始了和小生命的"对话"，进行着亲切而又温暖的交流。

当然，由于每一位准妈妈的家庭环境、文化素养、道德修养、对胎教的认识与付出的时间和精力，以及投注的爱心等方面的差异，造成了胎教的不同结果。因此，每一位即将做妈妈的人都应充分认识到自己所肩负的责任，增强体质，加强修养，很好地进入主角的角色。

准爸爸在胎教中起怎样的作用

胎儿虽然是在准妈妈的腹中，但是胎教的责任并不是只由准妈妈一个人承担的。准妈妈在胎教中的主角地位是不可取代的，但准爸爸在胎教过程中同样担负着重要的作用。只有准爸爸与准妈妈互相配合，胎教才能收到神奇的效果。

在胎教中能够做的努力可分为两大类：受孕胎教和协助胎教。

受孕胎教就是准爸爸在让准妈妈怀孕时，努力地优化一切条件，比如，调节身体至最佳状态，坚定孕育杰出下一代的决心等。在未准爸爸身体健康、心情放松时孕育的孩子，身体结实、头脑发达的可能性相当高。

在准妈妈怀孕后，准爸爸要做的协助胎教也是同样重要的。准爸爸的帮助与照顾会使准妈妈的心情变得安定，这是任何人都不能取代的，而准妈妈安定的心情会给胎儿带来很好的影响。

实施过胎教的宝宝有哪些特点

对音乐敏感，有音乐天赋

宝宝一听见胎教时期听到的音乐，就会露出非常高兴的表情，并能随韵律和节奏扭动身体。

心理行为健康，情绪稳定

宝宝脸上总是挂着笑容，乐呵呵的，活泼可爱。啼哭时稍稍给予安慰，哭声就会减小，甚至停止哭泣。吃奶后入睡快，清醒时眼睛亮而有神。夜里能睡大觉，很少哭闹。

语言发展快，说话早

有的宝宝2～3个月就能发"a、u、ba、ma"音，有的半岁会发"爸、妈、爷、奶、姨"音，1岁会说2～4个字的句子。

运动能力发展优秀

这些宝宝学习抬头、翻身、坐、爬、站、走都比较早，动作敏捷且协调。

手的精细运动能力发展良好

抓握、拿、取、拍、打、摇、对击、捏、扣、穿、套、绘画等能力强。

学习兴趣高涨

喜欢听儿歌、故事，喜欢看书、看字，学习汉字的能力相对较强。

行之有效的胎教法

💗 什么是语言胎教

语言是准爸爸和准妈妈与胎儿交流的最直接手段。有关研究发现，一般在怀孕 7～8 个月的时候，胎儿意识开始萌芽。此时胎儿的神经管道发育已经基本达到新生儿的水平，当胎儿的大脑捕捉到外界刺激时，就会让其穿过神经管道，将这种外界刺激传达到身体各部。这时准妈妈和准爸爸用文明、礼貌的优美语言，有目的地与胎儿进行交流，使胎儿感受最初的语言刺激的方法，就称为语言胎教。

经医学研究和胎教实践表明，语言胎教可促进胎儿语言能力的良好发育。同时，这种方式还可以加强母子之间和父子之间的交流。而且实验表明，准爸爸低沉的声音更能增加胎儿的愉悦感和安全感，所以准爸爸经常对胎儿进行语言胎教，会使胎儿的心情更加愉快。

💗 如何实施语言胎教

对话可从怀孕 3～4 个月时开始，每天定时刺激胎儿，每次时间不宜过长，1 分钟足够。对话的内容不限，可以问候，可以聊天，可以讲故事，以简单、轻松、明快为原则。

早晨起床前轻抚腹部，说声："早上好，宝宝。"打开窗户告诉胎儿："哦，天气真好！"洗脸、刷牙、梳头、换衣服时，都可以不厌其烦地向胎儿解说。喝牛奶时先深呼吸几次，问："闻到了吗？宝宝，这是牛奶啊！"散步时，可以把眼前的景色生动地描述给胎儿："瞧，青青的草，红红的花，多美啊！"淋浴时随着冲洗的动作轻柔地介绍："听，这是流水声，妈妈洗澡啦。"就寝前，可以由准爸爸隔着准妈妈的腹壁轻轻地抚摸胎儿，同时实施对话："哦，小宝宝，爸爸来啦，起来活动活动吧。对啦，小手伸出来，小脚丫在哪儿呢？让爸爸摸一摸。啊，会蹬腿了，再来一个……再见！"

最好每次都以相同的词句开头和结尾，这样循环往复，不断强化，效果会比较好。

随着怀孕的进展，每天还可适当增加对话次数，可以围绕父母的生活内容，依次教给胎儿周围的每一种新鲜事物，把看到的、感觉到的事物仔细说给胎儿听，把美好的感觉反复传递给胎儿。

值得注意的是，由于胎儿还没有形成对这个世界的认识，不知道谈话的内容，只知道声音的波长和频率，而且，他并不是完全用耳朵听，而是用他的大脑来感觉，接受着母体的感情。所以在与胎儿对话时，准妈妈要使自己的精神和全身的肌肉放松，集中精力，呼吸顺畅，排除杂念，心中只想着腹中的宝宝，把胎儿当成一个站在自己面前的可爱的孩子，娓娓道来，这样才能收到预期的效果。

什么是童话胎教

为胎儿阅读童话书的胎教就是童话胎教，要求准爸爸或准妈妈用温和的口吻和富含感情色彩的朗读语气。在进行童话胎教时，准妈妈可以展开丰富的联想，让自己沉醉在童话的神奇王国里。

童话胎教的方法

准妈妈可以先留意一下书名、作者和插画。按照顺序欣赏书中的插图并将想象具体化，将具体想象描述给胎儿听，注意不是说明，

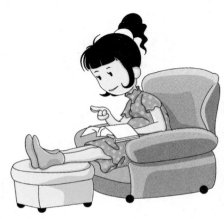

而是描述。要把整个画面勾画出来，把眼睛看到的和心里感受到的客观地表述出来，用饱含深情的声音朗读书中的童话故事，在白纸上按照印象把书中的插画再画出来。

无论读书的对象是谁，在朗读时都应该注意自己发音的准确性，因为只有这样才能完

整地表达书中的意思。在朗读之前可以先做一些针对舌头、嘴唇和口型的训练，这样会对朗读有很大的帮助。

给胎儿起了小名以后，准妈妈可以把童话书里主人公的名字通通改成胎儿小名，并运用口语来讲述这个故事。这样在读故事的时候准妈妈就会觉得胎儿和故事的主人公合二为一，对胎儿的感觉会变得更加亲切。另一方面，如果准妈妈把故事讲得声情并茂，也可以更多地吸引胎儿的注意力；反之，若是读成了流水账，是不会起到任何的效果的。

什么是日记胎教

日记胎教是准妈妈将家里发生的事情、自己的工作经历、对胎儿的期望等，通过写日记的形式讲述给胎儿的胎教方法。

受到体内激素变化的影响，准妈妈在一天内可能时而忧郁，时而感到幸福，情绪处于起伏不定的状态。在这种情况下准妈妈最好养成写日记的习惯，写的时候心里可以想着将要出生的孩子，借此来使自己逐渐进入宁静而平和的状态。

日记胎教的方法

将消极想法转化为积极想法。准妈妈应该将自己的真实想法坦诚地写进日记当中，同时我们也要注意到，在怀孕期间，准妈妈的感受并不仅仅是舒适和幸福。

对于即将成为妈妈的事实感到不安，担心自己生下畸形儿，担心怀孕之后夫妻之间疏远，这些都是准妈妈在怀孕过程中很容易遇到的问题。对此，准妈妈首先应该做到坦诚地面对它们。一边写日记一边思考，然后让自己的想法逐渐向积极和肯定的方向转变。因为如果准妈妈整天愁眉苦脸、焦躁不安，子宫环境也会跟着越变越差，并最终对胎儿造成不好的影响。

日记的形式并不固定。准妈妈可以把它写得很长，也可以写得很短，甚至写成一封信也没有关系。我们建议把自己想说的话写成像是与胎儿进行交谈一样。无论怎样，有一点非常重要，那就是一定要坦诚地对待自己腹中的宝宝。

什么是音乐胎教

早在准妈妈怀孕 6 个月的时候，胎儿就已经具备了能够听声音的所有条件。有人做过实验，给出生不久的婴儿播放一段其在胎儿时期听过的录音带，婴儿听到熟悉的声音就不再哭泣，而会安然入睡。这说明孩子在胎儿时期就对血液出入胎盘的湍流声、妈妈的心跳声和肠道蠕动的声音有了深刻的印象，一旦再现这种环境，便又勾起了婴儿的情绪反应。优美的音乐能够给胎儿留下比较深刻的印象，利用音乐直接对胎儿进行教育（刺激），是怀孕中后期（25 ～ 40 周）的一项重要的工作内容。

如何实施音乐胎教

实施音乐胎教时不一定要拘泥于一种方式，最常用的办法是和胎儿一起听音乐。

在听音乐的同时，准妈妈可以通过低声哼唱自己所喜爱的、有益于自己及胎儿身心健康的歌曲，从而感染胎儿。准妈妈也可以自己唱一句，随即想象胎儿在自己的腹内学唱。尽管胎儿不具备歌唱的能力，但是他能听到准妈妈的歌声，并且能感受到准妈妈的好心情。这样也能使胎儿得到早期教育。

如果家中有喇叭，准妈妈可以将其放在腹部，当音乐声响起时不断轻轻地移动喇叭，优美的乐曲便可源源不断地传送给胎儿。不过在使用当中需要注意，用喇叭在腹部移动时要轻柔缓慢，并且音乐播放时间不宜过长，以免胎儿过于疲劳。一般以每次 5 ～ 10 分钟为宜。

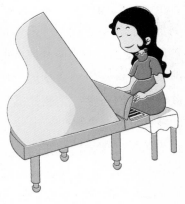

在音乐伴奏与歌曲伴唱的同时，朗读诗或词以抒发感情，也是一种很好的音乐胎教形式。现代的音乐胎教也正朝着这个方向发展。在一套胎教音乐当中，器乐、歌曲与朗读，娓娓动听，和谐统一，能很好地抒发感情，给准妈妈和胎儿带来美的享受。

适宜准妈妈采用的音乐胎教方法还有许多，每一位准妈妈都可以根据自己的具体情况采取相应的音乐胎教方法。

什么是抚摸胎教

抚摸胎教是指准妈妈或者准爸爸用手轻轻地抚摩准妈妈的腹壁，对胎儿进行触觉上的刺激，以促进其感觉神经及大脑的发育。这种胎教方法既可以帮助准妈妈缓解紧张，又可以使夫妻关系变得更亲密，还可以带给胎儿良性的刺激，使其做出适当的反应。与按摩胎教不同，抚摸胎教比较随意，也不是针对孕期不适而采取的胎教方法。

如何进行抚摸胎教

胎儿的脑部发育和其身体所接受的刺激有着密切的关系。需要注意的是，如果抚摸力度过大有可能引起宫缩，所以在抚摸过程中一定要调整好力度。

通常准妈妈可以采取半坐卧位，全身尽量放松，在腹部松弛的情况下来回抚摸腹部。准妈妈在抚摸腹部的同时，准爸爸也应该参与到抚摸胎教中。因为，准爸爸的参与不仅会让胎儿感受到爸爸妈妈对他的关爱，还能使准妈妈的身心放松、精神愉快。准爸爸在抚摸的过程中，可以一边抚摸一边与胎儿细语，这样能有效协助胎儿进行一些宫内运动。当胎儿的活动过于激烈时，准爸爸可以温和地说："乖宝宝，小腿踢得轻点，好吗？"

给胎儿做抚摸应该定时，比较理想的时间是在胎动频繁时，但时间不可太晚，以免胎儿兴奋起来，手舞足蹈，使准妈妈久久不能入睡。每次的时间也不可过长，每天做2～3次，每次5～10分钟为宜。

什么是运动胎教

当怀孕到 4 个月时，胎儿就逐渐有咂拇指、握拳头，乃至伸展四肢、转身、翻筋头等活动了，这时准妈妈和准爸爸可以通过动作和声音与胎儿沟通信息，这种准妈妈与胎儿的互动就是运动胎教。

通过这种运动胎教，可以使胎儿的肌肉活动力增强，有利于出生后翻身、抓、握、爬、坐等各种动作的发展。但要注意的是进行运动胎教要经过相应的培训，掌握规范的手法和强度。一般来讲，进行运动胎教的时间，以傍晚胎动频繁时比较理想，但不要太晚，以免使胎儿过于兴奋。

如何进行运动胎教

准妈妈可以用一个手指轻轻按腹部一下再抬起。开始时，有的胎儿能立即做出反应，有的则要过一阵才有反应。如果此时胎儿不高兴，他会用力挣脱或蹬腿表示反对，碰到这种情况，准妈妈就应马上停止。过几天，胎儿对准妈妈的手法习惯了，准妈妈手一按压，胎儿就会主动迎上去。到怀孕 6 ～ 7 个月，准妈妈已能分辨出胎儿的头和脊，就可以轻轻推着胎儿在子宫中"散步"了。胎儿如果"发脾气"，用力顿足或者"撒娇"，身体来回扭动时，准妈妈可以用爱抚的动作来安慰胎儿，胎儿过一会儿也会以轻轻地蠕动来感谢妈妈的关心。这时，配合轻松的乐曲可以帮助胎儿发育得更好。

准爸爸可以用手轻抚准妈妈的腹部同宝宝细语，并告诉宝宝这是爸爸在抚摸，并同准妈妈交换感受，这样能使准爸爸更早地与未见面的小宝宝建立联系，加深全家人的感情。

什么是视觉胎教

视觉胎教是利用光线等视觉刺激，为胎儿扩展视觉能力的胎教。准妈妈可以通过鉴赏名画为胎儿讲解绘画知识，也可以到博物馆或画展中欣赏书法、绘画、陶艺等。视觉胎教既可以使胎儿受到良好的艺术熏陶，又可以提升准妈妈的审美观，缓解紧张情绪。

视觉胎教的方法

提到视觉胎教，人们的脑海中也许立刻就会浮现出准妈妈欣赏名画的场景。对于很多人来说，欣赏图画似乎就是视觉胎教的全部内容，其实系中国结、绣十字绣、折纸也都属于视觉胎教的范畴。靠手指来进行操作的十字绣、系中国结和折纸等，不仅能够培养人的注意力，还可以使内心很快安定下来。因此准妈妈最好能培养自己对上述活动的兴趣。

不过，要想完成一个作品往往需要花费很长的时间，所以无论是谁，在参与时一定要具有耐心。这一点其实也与胎教的根本目的完全相符，因为准妈妈的耐心和意志力会对胎儿产生很大的影响。同时，在这一过程中，胎儿的思想和审美能力也会受到一定的启发。准妈妈可以经常去附近的文化宫或美术馆探索并尝试适合自己的视觉胎教方法。

什么是光照胎教

光照胎教是指自怀孕 36 周开始，当胎儿胎动时，用手电筒的微光一闪一灭地照射准妈妈腹部，以训练胎儿适应昼夜节律，即夜间睡眠，白天觉醒，从而促进胎儿视觉功能的健康发展。

科研结果表明：在怀孕35 周以前，胎儿对光刺激毫无反应；自怀孕 36 周开始出现反应，可见到胎儿的眼睑、眼球运动，头部回转躲避的活动；怀孕 37 周以后逐渐明显。研究还表明：光照运动不仅可以促使胎儿对光线做出灵敏反应，而且有益于出生后动作行

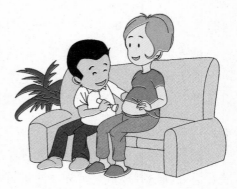

为的协调性。

如何更好地进行光照胎教

光照胎教可以与数胎动和语言胎教结合进行，即准妈妈每天看完电视中的新闻联播及天气预报之后，用手电筒的微光一闪一灭地照射腹部 3 次，同时告诉胎儿："小宝贝，妈妈每天夜间为你数胎动的时间，是你出生后学习知识的晚自习时间。"每天早晨起床前，同样用手电筒的微光一闪一灭地照射 3 次，同时告诉胎儿："好孩子，从小就要养成早起床的好习惯。"

但是，光照胎教时切忌用强光照射，且时间不宜过长。

什么是环境胎教

环境胎教是指孕前和孕期为胎儿创设良好的宫内环境，同时注意对胎儿造成影响的外部环境因素，如噪音、化学试剂、药品、居室环境、办公环境等。从广义上来说，孕前和孕期检查、营养状况、服用药物，准妈妈的情绪变化等都属于环境胎教的范围。随着社会的发展，人们也越来越注重孕期宫内环境、自然环境、居室环境和工作环境，这也就构成了环境胎教的相关内容。

环境胎教的方法

为胎儿提供良好的宫内环境。首先，应该对居住条件和环境进行改造，以适应准妈妈心理和生活需求为主，兼顾胎儿发育的需求。其次，家庭中居室的清洁及空气的流通，准妈妈每日早晚都要开窗，更换新鲜空气入室。新鲜空气是胎儿的重要"营养"，尤其是早晨新鲜的空气中蕴藏着大量的负氧离子，是胎儿的智力源泉。准妈妈应尽量多创设这种环境，尤其是孕早期环境胎教对胎儿的发育极为重要。整洁、干净、清新的乡间，农庄似的农家乐园，可以说是最好的环境胎教。妈妈的力量就是将万物之精华、宇宙之信息，传递给弱小的生命。

准妈妈周围环境的布置一定要有鲜花与绿色植物的点缀，同时要有植物和图片及宝宝照片，让准妈妈经常观赏。

准妈妈应尽量少去人多拥挤的地方，也不要与周围的人发生激烈冲突。与环境万物和谐相处，利用环境的优势可提升准妈妈的怀孕质量。

人在大自然中可以完全放松，将烦恼扔进小溪，将生活的压力排到清香的空气中去。准妈妈坚持每日到清新的空气中做深呼吸，可以调整孕期的压力，使整个孕期充满幸福气息。

一些现代仪器可能会伤及胎儿，应进行有效的防范。比如，不要长期停留在带有射线的房间，也要远离计算机、农药、有毒化学物质和家庭宠物。

孕期母体负担逐渐加重，平衡能力越来越差。准妈妈的工作起居活动，应以安全为宜。孕晚期准妈妈尽量处在安全的环境中。同时，结识怀孕的同伴，进行交流和相互安慰。

尽量将环境中有益的成分纳入到自己的孕期。要利用各种方式排解孕期对环境的不安或不适，例如，水土不服造成的身体不适，高层建筑引起的烦躁，生活区域的改变造成的环境不适应，这些都会增加准妈妈的负担。此时家人及准爸爸要密切观察、注意保护孕晚期的准妈妈。同时，将环境的负面影响降到最低，保障母子平安。

芝宝贝呵护 不要让自己情绪紧张

避免收看情节紧张的电视节目或收听令人情绪紧张的广播。因为情绪受到惊吓可使肾上腺素分泌增加，子宫的血流量将会减少，从而影响胎儿的正常发育。

斯瑟蒂克胎教法

美国一对普通夫妻生下的孩子竟然都是智商高达 160 以上的天

才，他们所采用的胎教方法一时之间成为人们讨论的话题。根据这对夫妻的名字，此胎教法被称为斯瑟蒂克胎教法，其主要内容是对胎儿说话并通过卡片教授胎儿文字与数字。它意味着有某一因素能够超越遗传，对人类的智商起到决定性的作用。斯瑟蒂克胎教法的中心思想是，只要以准爸妈对宝宝的爱为基础，制订完全的怀孕计划，并积极地将其付诸实践，无论是谁都可以生下聪明伶俐的宝宝。

这对夫妻看重的就是宫内教育。斯瑟蒂克夫妇一直坚信"每一个宝宝都是天才"，正是在这种观念影响下他们从怀孕开始的时候就坚持对胎儿说话，还利用卡片教授胎儿文字和数字。除此以外，他们的胎教方法还包括听音乐和浏览图书，以及将准爸爸和准妈妈的生活趣事用非常自然的语调说给胎儿听，努力为胎儿创造温馨的环境。

饮食胎教

饮食胎教的方法有很多，比如，有强化肝脏机能的食物、预防孕吐和贫血的食物、促进心脏和脑部发育的食物、增强胎盘机能的饮食、促进肌肉和骨骼发育的食品、强化肠胃功能的饮食、强化肺功能并帮助脑部发育的饮食、强化大肠机能的饮食、促使胎儿骨骼变结实的饮食、强化膀胱机能的饮食等。

强化肝脏机能

牡蛎豆腐汤

原料：牡蛎 500 克、豆腐 300 克、葱末 10 克

调料：盐适量，胡椒粉少许

做法：

1. 用盐水将牡蛎洗净，沥干后放入锅中，在开水中氽烫，然后捞起备用；

2. 将豆腐切丁，与调料同时放入另一锅开水中；

3. 待水重新沸腾时，将牡蛎和葱末入锅，即可熄火。

❤ 预防孕吐和贫血

风味秋刀鱼

原料：秋刀鱼 2 条

调料：酒 5 毫升、盐 8 克、胡椒粉和柠檬汁各少许

做法：

1．将秋刀鱼洗净，抹酒、盐和胡椒粉腌制 10 分钟；

2．将秋刀鱼放入烤架烤熟即可；

3．食用时，可滴少许柠檬汁。

❤ 促进心脏和脑部发育

芦笋蛤蜊肉

原料：蛤蜊 500 克，芦笋 150 克，辣椒 50 克

调料：盐适量

做法：

1．将辣椒切片，氽烫蛤蜊，芦笋切段氽烫；

2．取出蛤蜊肉，将芦笋入开水冲凉；

3．先炒芦笋，再放入蛤蜊肉同炒，最后放入盐及辣椒炒匀即可食用。

❤ 增强胎盘机能

猪肝炖艾蒿

原料：艾蒿 6 克，猪肝 200 克

调料：米酒 15 毫升，姜丝 20 克，盐、糖、淀粉适量

做法：

1．将猪肝除筋膜，洗净切片，加入米酒、淀粉腌 3 分钟，放入开水氽烫后捞起备用；

2．取一汤锅，大火将水烧开，放入姜丝后再以中火煮约 3 分钟，再放入艾蒿、盐、糖；

3. 最后倒入猪肝, 煮开即可。

促进肌肉和骨骼发育

黑芝麻牛奶羹

原料: 大米 100 克, 黑芝麻 50 克, 牛奶 300 毫升

调料: 香油、盐或蜂蜜各少许

做法:

1. 将大米泡开, 倒入搅拌机中打碎;

2. 将黑芝麻也倒进搅拌机里打碎;

3. 把打碎的大米放入碗中, 滴香油翻炒, 然后倒水, 文火煮沸, 6 分熟时加入打碎的黑芝麻;

4. 倒入牛奶, 轻轻搅动并一直煮到米粒涨开, 根据喜好加盐或蜂蜜调味。

强化肠胃功能

葛根茶

原料: 葛根 20 克, 大枣 4 个

调料: 水 600 毫升, 蜂蜜少许

做法:

1. 将葛根切成同样的粗细, 大枣切瓣;

2. 在水中放入大枣和葛根, 文火煮 30 分钟;

3. 将滚热的葛茶倒入茶碗, 并根据口味加适量蜂蜜。

强化肺功能并帮助脑部发育

冬葵薏仁粥

原料: 冬葵子 30 克, 薏仁 200 克

调料: 糖适量

做法:

1. 将冬葵子切碎, 煮沸 10 ～ 15 分钟;

2．放入薏仁共煮，熬制成粥，加适量糖，搅拌均匀，空腹服用。

强化大肠机能

牛肉丝炒芹菜

原料：牛肉 250 克，芹菜 100 克。

调料：葱段、盐、鸡精、料酒、酱油、高汤、水淀粉、食用油各适量

做法：

1. 牛肉洗净，切成丝，放碗内，加盐、水淀粉、料酒拌匀；

2. 芹菜去叶、根，洗净，切 5 厘米长的段，用沸水烫，捞出，沥干；

3. 锅内放入油烧至六成熟，下牛肉丝滑透捞出，沥油；

4. 原锅底油烧至七成熟，下芹菜、葱段爆炒，放料酒、酱油、盐、鸡精、高汤煮沸，放水淀粉勾芡，放牛肉丝炒匀，待汁浓稠，出锅。

促使胎儿骨骼变结实

枣茶

原料：干肉枣 200 克

调料：蜂蜜和砂糖少许

做法：

1．将干肉枣放入水中，用小火微微烧煮；

2．把肉枣的颜色煮出来之后将肉枣茶倒入茶杯中；

3．根据自己的喜好放入蜂蜜或砂糖即可饮用。

强化膀胱机能

清拌莴笋丝

原料：莴笋 600 克

调料：醋 10 毫升，盐 10 克、香油、味精、葱末少许

做法：

1．莴笋切丝，用少量盐腌制 5 ～ 10 分钟，倒掉多余的水分；

2．加入适量葱末，调入盐、香油、醋、味精即可食用。

第十章

恭喜你怀孕了

　　经过一段时间的积极备孕，终于有成效了，不知不觉中一个小生命已经睡在了准妈妈腹中的"温床"上。可是很多准妈妈在怀孕的初期并不知道自己已经怀孕了，所以了解一些怀孕的征兆和检测怀孕的方法，以及推算自己的预产期，这些都很重要。

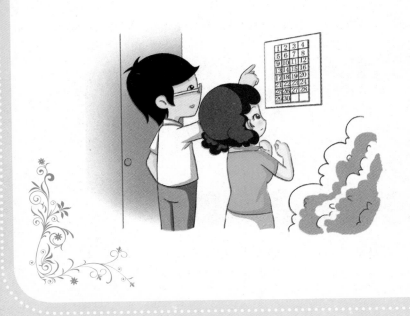

怀孕的征兆有哪些

月经没有准时来

如果月经一向来得很准，这次突然过去了十几天还不来，即使偶有出血或出血量很少，也应注意检查是不是怀孕了。

基础体温持续在高温段

体温到了该来月经时仍然保持在高温段，如果此现象持续15 ～ 20 天，就可能是已经怀孕了。基础体温无规律者，也可以根据觉得身体发热、无力等感觉，结合基础体温判断是否怀孕。

早孕反应

大多数女性一旦怀孕，在停经后 40 天左右开始出现恶心、呕吐、吃东西不香、想吃酸的、行动有气无力等现象。这些现象多半在早晨起床后几小时内比较明显，叫做早孕反应。

需要注意的是，在未准妈妈未有任何自觉怀孕症状前，有些人的身体会有发热、慵懒困倦及难以入睡的症状，由于一时未察觉是怀孕，许多人会误以为是患了感冒。所以在此阶段，千万不要随便吃药。

芝宝贝呵护 早孕反应因人而异

因为每个人的情况不同，有人有反应，有人无反应，且反应的时间长短不一，但只要在各方面尽可能地消除产生早孕反应的原因，就一定能顺利度过反应期。

月经不来不是特有的怀孕特征

有些女性发现自己月经没有准时来会误以为自己怀孕了，虽然怀孕会停经，但不是所有的停经都是因为怀孕了。

如果月经过期后还没有来，尿液检查是阴性，有可能是排卵推迟，尿中的激素还没有到达被检测到的浓度，建议 1 周后复查，如仍为阴性，应及时到医院就诊，进行各项检查。精神因素是停经的最常见原因，如突然或长期精神压抑、紧张、忧虑、情绪波动、惧怕怀孕或急切怀孕、环境改变、过度劳累等引起神经内分泌障碍。垂体、卵巢及子宫本身发生病变也可以引起停经。

如何确定自己是否怀孕了

一般有 4 种方法检测是否怀孕：尿液检查、B 超检查、妇科检查和血液化验检查。

尿液检查是确定自己是否怀孕了的最常见检查方法，而且操作起来也比较简单，可通过早孕试纸在家中检测，也可在医院检测，为提高准确性最好用清洁的中段晨尿检测。尿液检验结果为阳性证明已怀孕，如为阴性应在 1 周后复测，检验结果一般是可信的，但为排除异位妊娠，仍需要到医院进行检查。这种检测方法也是使用最多的一种方法。

B 超检查是诊断早期怀孕的快速、准确的方法。阴道超声较腹部超声诊断早孕可提前 1 周。子宫内出现妊娠囊是超声诊断中最早出现的影像。

通过妇科检查方法来确定怀孕一般在停经 40 天左右。

近年来许多医院都能用放射免疫方法来检查有无怀孕。这种方法是利用放射性同位素测定血液中有无微量的绒毛膜促性腺激素，一般在停经后 4 ～ 5 天就可以查出是否怀孕。

早孕试纸的使用方法和注意事项

要想提高早孕试纸测试的准确性，就要了解早孕试纸的正确使用

方法:

在进行测试前必须完整阅读使用说明书,使用前将试剂和尿液标本恢复至室温(20℃~30℃)。

从原包装铝箔袋中取出试剂条,在1小时内应尽快使用。

将试剂条按箭头方向插入尿液标本中,不要让尿液液面超过试剂条的标记线。

至少5秒钟后取出平放于干净平整的台面上观察结果。

测试结果应在3分钟内读取,10分钟后判定无效。

为使早孕试纸检测结果准确、客观,在使用时应注意:

以采用晨尿做试验为最佳。因为晨尿浓缩,激素水平较高。

尿液标本应现采现试,别用放置久了的尿液。

购买的试纸不能贮藏太久,如果已超过1年,而又未保存在正常室温条件下,就可能失效而出现错误的检测结果。

为提高检测的准确性,测试前夜还应尽量减少饮水量。

怎样推算预产期

♥ 公式计算法

女性从末次月经第一天开始到胎儿的出生,一般为280天。如果怀孕前女性每天都有测量基础体温,就可以知道受孕日期并由此推算出预产期。基础体温的曲线中,低温期的最后一天即为排卵期,再加上38周(266天)就是预产期。或者只要记住末次月经的第一天是何年何月何日,就可以按照"月上减3或加9,日上加7"来计算。

预产期的计算方法很多,如果最后一次月经日期不确定,就很容易推算错,不妨配合以下的方法辅助推算。

💙 由胎动开始计算

感觉胎儿在子宫活动，称为"自觉胎动"。

初次感觉胎动，一般是在怀孕 18 ～ 20 周，在妊娠历上则为第 5 个月（20 周），因而再加 4 个月又 20 天，即为预产期。

但是，曾生产过的准妈妈往往会提前感觉到胎动，在第 17 ～ 18 周就能感知，因此加 22（即 5 个月又 4 天）才是预产期。

自觉胎动时间往往因人而异，所以这种算法不够精确。

💙 以孕吐计算

大部分准妈妈从第 5 周（也有更早些）开始会有孕吐现象。在孕吐开始之时，加上 250 天即为预产期。

但是孕吐开始时间也会因人而异，并不能算是准确的方法。

怀孕月数并非根据月历上的月数计算，而是由最后一次月经来临的第一天算起，以 7 天为 1 周、4 周为 1 个月计，所以怀孕 280 天就等于满 10 个月了。

💙 预产期大圆盘

有一些医院会印制预产期大圆盘，只要将圆盘上的一个指针标注末次月经的第一天，另一个指针就会指出预产期。这种方法非常简单，但是未经过专业人员审核印刷的这种日历准确度可能较差。

> **芝宝贝呵护** 预产期与实际分娩日期
>
> 测算的预产期与实际分娩日期常有差距，预产期只是一个大约的分娩日期。凡是在预产期前 3 周或后 2 周以内分娩者都属于足月分娩。